给我的两个女儿，洛薇和洛菲。
等你们长大，爸爸讲书里的故事给你们听。

热心科普的科学家不多，把科学写得有趣的作家更少，而能够用故事展现科学探索之魅力的中国科学家相信是凤毛麟角。生物学家王立铭却做得很好，这本书就是一个例子。

饶毅
北京大学终身讲席教授
"知识分子"主编

徐小平
真格基金创始人
新东方联合创始人

在生物学意义上，我终于可以欣然接受自己是个"吃货"的事实，并且以后每次大快朵颐时，一定会想起这本趣味盎然的科学读物。像我一样的吃货其实足以改变历史，但那一定是在科学家的智慧照耀下！

我们都是吃货，面对今天琳琅满目而十面埋伏的餐桌，兴奋而惶恐。很欣慰年轻的前沿科学家王立铭贡献了一个有趣的读本，让我们在轻松阅读中对食物与健康知其然和所以然。

陈宗周
《环球科学》主编
《电脑报》创始人

姬十
果壳网创始人
兼 CEO

一年多前，在杭州的果壳菠萝奖颁奖会上，作者给我们解释过小果蝇是如何找吃的。现在，作者更进一步，用一本书解释了当吃货的基因撞上现代生活，会产生什么样的严重后果。脂肪和糖的秘密就在作者这样的科学家手中。

马伯庸

科学肯定有自己独特的历史，立铭这本科学史书，讲普及嘛文笔略干涩，要是论科学，满满都是干货。

作家

纪中展
"知识分子"CEO

其实从科学家向科学媒体人转身挺有意义，现在的自媒体做科学普及需要这样有专业研究的科学家投身其中。这其实是科学向社会释放价值，也可以理解为科学在传播中创造价值。

吃货的生物学修养

脂肪、糖和代谢病的科学传奇

王立铭 著

清华大学出版社

北京

内 容 简 介

食物空前丰富的工业社会，为什么反而成了引发疾病的导火索？本书是根据作者在媒体上的连载重新编辑创作而成。它以脂肪、糖和胆固醇代谢研究中重大发现为脉络，展示了这个领域的科学探索和药物创新，揭示了我们日常饮食与健康和疾病的关系，介绍了我们常见的一些药物如减肥药、他汀类降脂药、胰岛素等的前世今生。作者以讲述历史故事的形式，把常人陌生的一段科学史娓娓道出，引人入胜，对于公众了解代谢方面的科学知识很有帮助。

图书在版编目 (CIP) 数据

吃货的生物学修养：脂肪、糖和代谢病的科学传奇 / 王立铭著. -- 北京：清华大学出版社，2016（2019.12 重印）

ISBN 978-7-302-44532-6

Ⅰ. ①吃… Ⅱ. ①王… Ⅲ. ①代谢病 – 防治 – 普及读物 Ⅳ. ①R58-49

中国版本图书馆CIP数据核字（2016）第174454号

责任编辑：宋成斌　王　华
封面设计：半碗汤
责任校对：王淑云
责任印制：杨　艳

出版发行：清华大学出版社
　　　　　网　　　址：http://www.tup.com.cn，http://www.wqbook.com
　　　　　地　　　址：北京清华大学学研大厦 A 座　　　邮　　编：100084
　　　　　社 总 机：010-62770175　　　　　　　　邮　　购：010-62786544
　　　　　投稿与读者服务：010-62776969，c-service@tup.tsinghua.edu.cn
　　　　　质量反馈：010-62772015，zhiliang@tup.tsinghua.edu.cn
印 装 者：涿州汇美亿浓印刷有限公司
经　　销：全国新华书店
开　　本：148mm×210mm　　印　张：8　插　页：2　字　数：202千字
版　　次：2016年9月第1版　　　　　印　　次：2019年12月第9次印刷
定　　价：45.00 元

产品编号：071005-01

序

从认识立铭到现在，一晃十年以上了。他也从一个对科研充满好奇的大学生，成长为一位对科研有深刻理解的科学家、教授。我有幸观察到了立铭这位科学家有趣的成长过程。

立铭2005年北大本科毕业。当时北京生命科学研究所（NIBS）刚刚筹建，大楼空空的没有几个实验室。立铭那一届北大生科院的应届毕业生有几个被我忽悠来NIBS做毕业设计，给我们这个位于昌平荒凉郊区的新建单位凭空添了不少活力与欢笑。这些学生中就有立铭和他未来的夫人沈玥。

立铭后来从NIBS到加州理工读博，刚好我儿子也在那里上本科，我去看儿子时就和他们夫妇有机会见面。立铭在那里研究果蝇行为神经生物学，成绩斐然。当中还被请回NIBS做学术报告，俨然一年轻科学家的样子。

博士毕业后，立铭没有走博士后到教授这条常规的路，而是直接到加州大学伯克利分校做了独立的研究员，研究方向也转成了能量代谢。从我个人经历来讲，博士后训练是一个从学习怎么做科学研究的学生，到能够从事原创科学发现的科学家蜕变的过程。虽然这是一个辛苦甚至痛苦的阶段，为孩子太小、老婆太吵和工资太少三条曲线最低点的交汇，我还是很难想象我可以一步跨过这个阶段。立铭走这条路我虽然不认同，但他能量代谢的研究方向却和我博士后的研究有了交汇。我博士后师从研究胆固醇代谢调节的大师，在此期间发现了和胆固醇代谢有关基因调节的独特方式。

斗转星移，去年一段时间我微信的朋友圈刷屏现在已是浙江大学教授的立铭写的关于能量代谢与人类疾病的科普文章。包括我做医生的、并不了解我和立铭关系的太太都向我推荐这些文章，说这位饶毅的弟子，文字的风格也像，演绎科学史蛮有意思的。我基本上看到马上读完并点赞。立铭在这些文章里，用脂肪和糖代谢研究中重大发现为脉络，联系科学发现的内容和健康与疾病的关系，以讲历史故事的形式娓娓道来，引人入胜。我尽管对糖、脂肪，尤其是胆固醇代谢的研究不陌生，但读到如此美文讲述如此翔实的史实，还是有如饮醇酒，畅快淋漓的感觉。

文章开篇讲瘦素的发现。从遗传性肥胖的小鼠、用连体动物试验发现其血液中控制体重的因子，到用定位克隆的方法鉴定出缺失的瘦素基因，故事环环相扣，有条不紊。讲胆固醇代谢那篇有相当的篇幅就是讲我当年做博士后期间发生的事。其中着墨甚深的一段故事，即由"金老头""棕老头"领导发现胆固醇代谢调节机理，并由此理论指导开发出降血脂的他汀类药物，更是让我仿佛重新经历那段激动人心的日子。至于我们对布朗博士昵称"褐老头"而不是纸面正确翻译的"棕"，就不是立铭知道的"内部"信息了。另外我为师姐霍布斯PCSK9研究献血的事，看来立铭也没有挖掘出来。不过也不能怪他，我只不过是几百个对照样本之一而已。

如今立铭将这系列文章整理成书真是一件好事。这本书会成为一本大众了解与能量代谢有关疾病的、通俗易懂的科普书，也是正在学习这些内容的本专业大学生和研究生很好的补充读物，同时，还是讲述这部分内容的大中学课堂上生物教师的有益参考书。

王晓东

美国科学院院士

中国科学院外籍院士

北京生命科学研究所所长

2016 年 5 月

前言
写给有点畏惧科学的你们

中国人不再为吃不饱肚子发愁不过才几十年，健康的定义已经有了新的变化。

肥胖症、高血脂、糖尿病，这些本来陌生的医学名词，突然进入很多中国人的日常生活里。

我们不得不开始艰难地改变自己形成于饥饿年代的顽固生活习惯，强迫自己少吃主食、少吃油腻、减少糖盐摄入、控制饮食总量、增加运动。这一切显然并不容易。有时候，为了能跟上医生和各路"专家"的讨论，或者仅仅为了看得懂自己的体检报告，我们还不得不艰难地尝试理解这些可能听起来很生涩的名词：身体质量指数、体脂含量、胆固醇、空腹血糖、低密度脂蛋白、二甲双胍、阿托伐他汀……这一切显然更不容易。

其实，这些年来在报纸上、网络上流传各种各样的减肥、降血糖、降血脂的"偏方""秘诀""小窍门"恰如其分地反映了中国人的集体焦虑：面对这些仿佛外星语言的生涩名词，这些近乎颠覆传统生活方式乃至价值观的所谓健康生活习惯，我该相信什么？我该怎么办？有没有我听得懂、记得住的方法，能够一劳永逸地解决困扰我健康的问题？因此并不令人吃惊的是，从三四十年前到今天，各种充满错误的、有时甚至是误导性的、但却总是非常抓人眼球的医疗信息，一路伴随着几代中国人的成长和衰老。只不过形式从最早的"祖传秘方""老军医"和电线杆小广告，与时俱进地过渡到了某些貌似正规的医疗机构、花里胡哨的互联网广告和今天微信朋友圈里广泛传播的软文。每个人都或多或少看过类似"常吃这几种食物，保证远离糖尿病""跟着这个方法学，不用吃药摆脱高血脂""降糖药/降脂药背后的惊天骗局"之类的文字吧！

遗憾的是，至少到今天为止，科学家们和医生们对困扰我们的代谢疾病并没有得到什么芝麻开门式的、通俗易记、一劳永逸而且费用低廉的解决方案。说到底，我们这副历经亿万年进化而来的皮囊，本来是为食物匮乏、充满天敌、复杂多变的自然环境准备的。可以毫不夸张地说，每一个带着亿万年进化的印记、骄傲地走进现代社会的人类个体都是"吃货"。我们的身体天然喜欢"多吃"，厌恶"多动"，它总是尽可能地为未知和危险的环境存储应急能量。因此当"吃货"本能面对几乎是一夜之间充满货架和冰箱的美味食品的时候，曾经帮助我们生存和繁衍的进化本能，却使得超重和肥胖以及随之而来的高血脂和糖尿病几乎难以避免。

因此，我写了这本小书，想和你们讲讲我们身体里脂肪和糖的秘密，和你们讲讲关于肥胖、高血脂、糖尿病的故事。我想试着把人类代谢疾病背后的科学故事梳理清楚：我们是怎样慢慢理解身体里的脂肪到底有什么作用，脂肪的微妙平衡是如何被身体小心翼翼地维持，而它为什么又会像脱缰的野马般失去控制，导致各种痛苦的疾病。最后，我们又如何利用这些闪光的科学发现，来理解疾病、开发药物、保护我们的身体。

需要特别说明的是，这不是一本关于疾病治疗或健康管理的书。在整本书里，我小心翼翼地避免给出任何具体的建议，包括怎么诊断、怎么用药、怎么改善生活方式。这是了解每位患者具体病情的医生才能做出的指导。你们看到的这本书，讲的仅仅是疾病的科学：是因为历史上无数科学头脑辛苦而杰出的工作，今天的我们在生病后才可以期待准确的诊断和治疗。没有这些科学研究，我们只能继续在黑暗中茫然地等待和祈祷。

这就是科学的意义，虽然这光荣的使命常常并不为人所知。

在人类千百年的生活里，科学几乎从来都老老实实地待在它那个神秘而小众的传统领地里。在古代世界，科学对于大多数还在为吃饱肚子发愁的大众来说，不过是高高在上的贵族们闲暇时间的高级娱乐，不会激起他们任何情感的涟漪。到了现代世界，当大多数人终于开始有点闲暇和奢侈来考虑生活之上的问题的时候，科学又已经变得太强大、太先进，因此也就太复杂了！在今天的科学疆域里，一个物理学家和一个生物学家几乎不可能顺利地让对方完全理解自己的研究方向。而要让一个哪怕是受过大学理工科教育的人看出"下丘脑弓状核和腹内侧核之间神经肽 Y 神经元的环路连接"或者"利用相干布居囚禁原理调控原子基态超精细能级跃迁频率"到底说的是什么事情，也几乎是不可能完成的任务。

科学并没有停下她前进的脚步，只是在当下人们的心目中，科学已经异化成一个复杂晦涩、难以驾驭、有点让人心生恐惧的怪物。

但对于人类世界来说，已经被异化了的科学从来没有像今天这样重要过！也许人类历史上曾经遇到的许多苦难和障碍，如水旱天灾、农业病虫害、公共卫生难题、冷兵器时代的战争等，即便没有科学的帮助，也能够被人类社会自身的弹性所征服和消化。但是现今人类面对的许多问题，比如核战争风险、工业污染、癌症、超级细菌和病毒，都极端依赖科学——而且是那些已经被异化了的科学发现的力量。就像上面说的"下丘脑弓状核……"和"相干布居囚禁原理……",前者关系到人类的大脑如何精细地调节食欲,对于我们在吃饱肚子的后工业化社会抵抗代谢疾病的困扰至关重要;后者则帮助我们制造无比精密的原子钟表,从日常的道路导航到未来的星际远航都依赖于它。所以,不管对科学是畏惧、厌烦,还是保持怀疑,我们的未来都离不开它。

因此我想讲一讲科学的故事,希望能让你们亲身感受到科学的优美和科学的力量。这种优美和力量对我们所有"吃货"来说性命攸关、血肉相连。从这些故事里你能看到,为什么把两只老鼠的皮肤通过手术连接在一起,能帮助我们理解脂肪对胃口的调节机制;为什么历经数年艰苦工作找到的瘦素基因,却在万众期待下并没有帮助我们解决肥胖的问题;身体里的脂肪分子是如何在血管中运来运去,甚至危险地堆积在血管中;而针对两种极其罕见的遗传疾病的研究,又如何启发和推动了高血脂病的治疗希望;数千年来怎样的上下求索,让我们理解了糖尿病和胰岛素的联系;而看似风马牛不相及的关于细菌和有毒牧草的研究,又如何指引我们开发出更多更好的糖尿病药物。

如果你希望找到某种灵丹妙药或者"祖传秘方",满怀希冀而读这本书,你很可能会失望。很多今天伴随着我们日常生活的健康常识和神奇药物,经历了漫长而曲折的过程,才最终走出黑暗被人类智慧所照亮。科学不是阿拉丁神灯或者土地婆婆,它不能一蹴而就,无法点石成金,也做不到有求必应。

但正因为如此,我仍然满怀希望。

我希望,也许你能够被书中的故事所吸引,在忙碌的生活间隙,体味到一点点科学的美好;我希望,也许你能感受到一点点现代生物医学史上那些天才人物的智慧,对支撑我们当下生活的科学有更多的敬意和亲近;我还希望,这些曲折而振奋人心的科学发现,能够让你重新感受到一点久违的、对周围世界和我们自身的好奇心。不管你健康或疾病、幸福或悲伤，想到千百年以来，人类最智慧的头脑在孜孜不倦地追寻疾病的秘密，为我们创造更健康的生活，你也许会获得更多生活的勇气。

王立铭

2016 年 7 月

目录

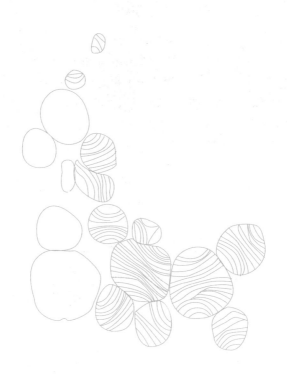

第一章
脂肪的秘密

　　提到脂肪，你首先想到的是什么？是超市冷柜里白花花的肥肉？是自己日渐丰腴的小肚腩？

　　是，也不是。我们身体里有百分之十几到二十几的体重是白色脂肪组织。这些组织因为富含中性脂肪，肉眼看起来确实是白色的。这些白色的脂肪如果囤积过剩，确实会导致各种困扰现代人的疾病，因此也怨不得我们总觉得它既难看又麻烦。（图1-1）

　　但是我们的脂肪可绝不仅仅是让人讨厌、让人体型走样的赘肉而已！脂肪组织是我们身体最重要的能量储存场所，为我们每个人的吃喝拉撒说笑跑跳提供能量。而也许更重要的是，看起来单调无趣的脂肪其实非常活跃地影响着我们身体功能的方方面面，从我们的胃口，我们的免疫功能，到我们的情绪和行为。就让我们从这里说起，重新认识自己的脂肪吧。

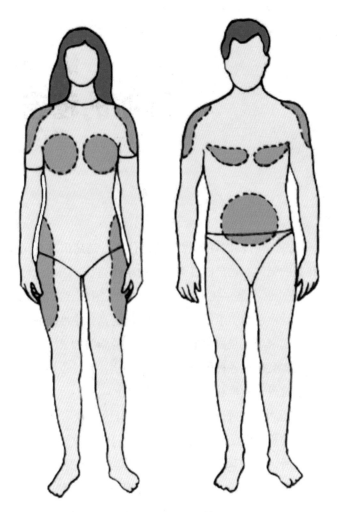

图 1-1　身体脂肪分布示意图，图中蓝色阴影展示的是人体脂肪组织主要的堆积部位。一个有趣的现象是，不同性别的脂肪堆积部位有很大的差异。女性（左）更倾向于堆积在臀部和大腿，而男性（右）更倾向于堆积在腹部。这也就是大家常说的"梨形"和"苹果形"身材。研究表明，后者对于人体健康的危害要远大于前者

一 | 连体的老鼠

白色的脂肪组织为我们的身体储存了大量的能量。而过剩的脂肪存储不光影响我们的体型，还会导致各种让人烦恼的疾病。在这一层人们对脂肪的刻板认知之下，我们身体里的脂肪还有别的什么用处么？

为了好好回答这个问题，就让时光倒转半个世纪，聊聊当年的两只胖老鼠。

那是 20 世纪 60 年代的故事了。

在今天人们的怀想里，那是一个带有点恐惧和迷茫，但仍然充满激情和奇迹的年代。在铁幕和核战争的阴影里，人类的每一步都走得如履薄冰小心翼翼。 在世界各地，年轻的人们或是穿着绿军装高举红宝书，或是弹着吉他喊着 "Make love no war"（要做爱，不要战争）的口号，把他们的青春和热情挥洒在人潮涌动的街口。那个年代的风云人物，不管是马丁·路德·金还是切·格瓦拉，不管是猫王还是披头士，到今天都还是无数人的精神偶像。

但是如果再过一百年、一千年，乃至到了人类文明的终点回望，20 世纪 60 年代将会真正永垂不朽的，大概还是人类科学技术的新边疆。

得益于两个超级大国的太空竞赛，人类开始蹒跚走出地球母亲的温暖怀抱。1961 年，苏联宇航员尤里·加加林搭乘东方一号飞船飞出

3

地球大气层，成为进入太空的第一个地球人。1969 年，人类更是第一次登陆月球。美国宇航员尼尔·阿姆斯特朗（Neil Armstrong）在月球表面的发言——"这是个人的一小步，却是人类的一大步"（That's one small step for a man, one giant leap for mankind）——尽管从老式的落地收音机里听来断断续续，却还是让万千听众热泪盈眶。

而始于 60 年代的另外一个科学突破，尽管没有像征服太空或者登陆月球那样成为所有目光的焦点，却悄悄开启了人类认识自身的新篇章。

让我们的目光回转到 1969 年夏天，美国缅因州的巴尔港。只有几千常住居民的巴尔港是闻名世界的度假胜地。每到夏季，游轮载着欧洲各地的游客候鸟一样前来，点缀着白浪点点的大西洋。沙滩上满是骑着公路自行车，准备去钓龙虾或是看海豹的旅行者。

而在杰克逊实验室的研究大楼中，一间阴暗闷热的实验室里，一个穿着白大褂的中年人正忙着摆弄手里两只胖乎乎的小黑老鼠。

他叫道格拉斯·科曼（Douglas Coleman），加拿大电气修理工的儿子。

1958 年，科曼从美国威斯康星大学拿到生物化学专业的博士学位，很快在杰克逊实验室找到了一份临时性的研究工作。本计划在巴尔港待上两三年就返回加拿大谋职的科曼爱上了这块地方。他把一生的科学事业都留在了这里，还在这里待到退休和去世。

杰克逊实验室以庞大的小鼠遗传资源闻名于世。从 1929 年建立时开始，杰克逊实验室就致力于发展标准化的小鼠品系和突变体，并依靠向全世界科学家销售他们自己培育的各种奇奇怪怪的小鼠获得收入。在科曼入职工作前后，杰克逊实验室的科学家们（科曼本人也参与其中）偶然间发现了两种体型异常肥硕的黑色小老鼠，并给它们起名字叫 ob（是肥胖的英文单词 obesity 的缩写，下文简称"肥鼠"）和 db（是糖尿病英文单词 diabetes 的缩写，下文简称"糖鼠"）。两种小鼠的体重可以长到普通老鼠的 3 倍大，长着尺寸惊人的赘肉，并且像人类肥胖症患者一样会出现各种各样的健康问题。杰克逊实验室的科学家们已经通过反复的杂交实验，确认了肥鼠和糖鼠的肥胖症状是由两个不同的基因突变导致的。两种肥胖小鼠背后的罪魁祸首分别定位在小鼠的第 6 号和第 4 号染色体上。之后，就像杰克逊实验室曾经培育出的大量小鼠品系那样，肥鼠和糖鼠就被细心地培育并面向全世界同行出售。但老实说，似乎没有多少科学同行对它们产生过兴趣，更没有多少人觉得这两种胖老鼠能帮助人们理解人类的脂肪，理解人类肥胖症。

至于冷遇的原因，则有那么一点点历史性的意外。在当时，人们对于肥胖症的主流理解是，这是一种和大脑功能有关的疾病：病人是因为大脑生了病，失去了对食欲的控制，才会不停地吃吃吃，然后发胖。换句话说，当时的科学家们普遍认为，胖子都长了一颗"吃货"的大脑。不少严谨的科学实验证明，大脑里某些特定区域专门负责控制吃东西的多少，特别是我们以后将会讲到的下丘脑。也确实有实验证明，切除下丘脑的动物会暴饮暴食导致肥胖。与此同时，就和今天许多人的误解一样，那时候的科学家们简单地认为脂肪无非是身体用来储存和堆积过剩的能量的地方。换句话说，脂肪和肥胖症看起来似乎有关联，其实在生物学上却是八竿子打不着的两码事：一个仅仅是单调无聊的能量储备，一个关系到控制身心的大脑单元。研究小老鼠们脂肪为什么变多？听起来就没什么意思啊。

但我们的科曼先生显然并没有这么想，否则他就不用满头大汗地折腾这两只胖老鼠了。我们视野里的他，正在做一个叫作"连体老鼠"的实验。简单来说，就是通过外科手术，把两只小老鼠从肩膀到盆腔之间的皮肤连在一起，将两者的血液循环联通，人为制造出类似于人类连体婴儿的现象来。做完手术的老鼠看起来像图 1-2 中一样。

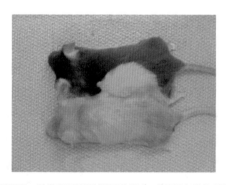

图 1-2　连体老鼠实验图示。科学家可以通过精巧的手术，将两只老鼠的皮肤缝合在一起，从而连通两只老鼠的毛细血管循环

〇 连体老鼠实验

这种看起来有点血腥残忍的实验，科学史上可谓功勋彪炳。其实，连体小鼠实验可以用来研究小鼠血液循环系统中的各种物质到底有什么样的功能；一旦进入另一只小鼠的体内，又是否能够影响它的生存和健康。连体小鼠的科学贡献除了我们故事里讲到的科曼先生的发现，特别值得一提的还有关于衰老的研究。在 20 世纪 50 年代，人们就发现一只年老的老鼠如果和一只年轻老鼠连体，就可以"返老还童"，寿命显著增加，而且不管是毛发的光泽还是身体的健康都明显变好。这提示年轻老鼠的血液里也许有一种（当然也可能是几种）能够延缓甚至是逆转衰老的神奇物质。目前，寻找确认这种神奇物质的工作仍在进行之中。可以想象的是，这种物质如果真的被发现，将具有巨大的潜在临床价值。

顺便插句话，可能大家看到连体小鼠实验的第一反应会是，联通两只小鼠的血管，会不会带来异体排斥？的确，动物体内的免疫系统能够识别外来的物质和细胞，并发动攻击杀灭它们，这也是人体器官移植手术必须警惕的一大麻烦。所幸科曼不需要担心这个问题：发达的小鼠遗传学手段可以保证两只需要连体的小鼠具有近乎完全相同的遗传背景，就像人类同卵双胞胎一样，不需要担心异体排斥的问题。

连体老鼠的手术不容易做。它需要外科医生般稳定的双手。而且即便手术成功，也需要几周的时间耐心照顾和喂养，在老鼠的伤口愈合后才能进行真正的实验观察。科曼也是花了相当一段时间，才从杰克逊实验室的同事那里学来了这门手艺。要知道，对一个习惯了摆弄瓶瓶罐罐的生物化学家来说，这门手艺可真的不容易学会。

科曼要做的是，把一只肥胖的糖鼠和一只体型正常的普通小老鼠，做成连体，像图1-3中这样。

尽管科曼先生肯定不会是个激进的动物福利主义者，但显然他也没有无聊折腾小动物的闲情逸致。他的连体动物实验是为了回答一个萦绕在他脑海里的问题：肥鼠和糖鼠之所以肥胖，是不是因为它们的血液里缺了某种抑制肥胖的物质？这种未知物质

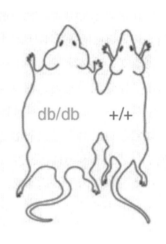

图1-3 一只糖鼠（db）和一只正常的老鼠（+）连体了。接下来会发生什么呢？

也许可以抑制食欲，所以缺了它之后，糖鼠和肥鼠就会拼命进食；这种物质当然也许加速了能量消耗，所以缺了它之后，糖鼠和肥鼠就会整日懒洋洋躺着养膘。不过无论如何，如果这个物质真的存在，那么把一只正常小鼠的血液连进来（当然随之而来的还有正常小鼠血液里那种未知的减肥物质），是不是就可以为肥鼠或者糖鼠减肥了？

手术看起来成功了，科曼站起身来长舒了一口气，摘下手套擦擦额头的汗水。接下来就看小老鼠们术后恢复的情况了。

但接下来的几个月，两只老鼠的表现开始没完没了地折磨科曼先生。手术做得越来越干净漂亮。术后恢复期的糖鼠看起来也别无异状，还是没完没了地找吃的。可是相连的那只正常老鼠却似乎从来都不可

能从手术中恢复。它一直病恹恹的，食欲也非常差。尽管科曼悉心照料，连体的正常老鼠还是接二连三地在术后一两个月的时间饿死，死的时候骨瘦如柴，惨不忍睹。

换句话说，实验的结果和科曼最初的设想完全相反。糖鼠没有减肥，反而是正常小鼠死掉了。这到底是为什么？

直到这年冬天的某一刻，奇思妙想开始光顾他了。他开始有足够的信心认定自己的手术本身绝对不会出什么问题，那么他看到的现象，不管再离奇，也必须有一个合理的生物学解释。

自己原先的设想是，糖鼠因为缺了一种未知的减肥物质而发胖，一旦它从正常小鼠那里获得这种物质，就应该能够减肥才对。而他看到的现象和自己的设想完全相反，糖鼠没有减肥，反倒是正常老鼠给饿死了！那么会不会自己的设想从根儿上就错了？反倒是糖鼠体内多了一种食欲抑制因子？这样想，倒是可以解释为什么连体的正常老鼠饿死了：因为通过手术，它一下子从连体的糖鼠获得了太多的食欲抑制因子！

但好像还是不对……如果真的如此的话，糖鼠因为带有大量的食欲抑制因子，不光不该胖，还该骨瘦如柴才对啊。除非……除非糖鼠失去了感知和响应这种食欲抑制因子的能力！如果这样的话，再多的食欲抑制因子，也改变不了糖鼠的好胃口。而且事实上，基于在生物学中很常见的补偿机制，糖鼠缺乏了这种感知能力，反而会让身体源源不断地制造出更多的这种食欲抑制因子。这种机制在我们的故事里还会反复地出现，说起来，有点像听力不好的人会习惯性地大嗓门说话，也像丢三落四的学生上考场经常会半强迫地多带几支笔。

好了，思维体操结束。科曼提出了一个新的、看起来很不错的假设：动物的血液里存在一种能够有效抑制食欲的因子。糖鼠缺乏感知这种物质的能力，从而导致暴饮暴食和严重肥胖。而这种物质一旦大量进入正常老鼠体内，就会严重影响食欲，甚至让老鼠活活饿死。同时，科曼还猜测，也许我们提到过的下丘脑正是负责感知和响应这种物质的。这也许就可以解释，为什么切除下丘脑会带来暴饮暴食的症状。

但糖鼠为什么胖，又是怎么胖的，和我们人类有什么关系吗？

这时候我们就需要稍微掉转一下思维方向了。

科曼的假说反过来理解，意味着正常老鼠体内应该存在一种物质，能够抑制食欲，从而将老鼠的能量摄入和脂肪储存控制在一个合理的范围内。鉴于小老鼠和人类在诸多方面的相似性，这个假说"稍微"推广一下，就指向了一个每个人可能都会关心的问题：我们人体内是否存在这种抑制食欲、维持体型的物质？它是什么？把它做成药片，能够帮助我们更好地维持身体的形态和健康吗？

带着可能发现新世界的激动心情，科曼又开始继续他的连体老鼠实验。

折磨完了糖鼠之后，他立刻开始用肥胖程度不遑多让的肥鼠来做连体实验。科曼开始的想法是，既然这两种胖老鼠看起来如此相像，肥鼠和正常老鼠的连体实验可能也会得到类似于糖鼠 - 正常老鼠连体的结果吧？换句话说，肥鼠大概也应该一切如常，正常老鼠则会饥饿而死？

实验结果让科曼的眼镜碎了一地（没错，科曼确实戴眼镜）。

剧情又一次反转了，肥鼠和正常老鼠连体之后的反应和之前完全相反！这次是正常老鼠一切如常，反而是肥鼠慢慢地开始减肥瘦身了。它的食欲逐渐下降，甚至降低到正常老鼠的水平；像高血糖、高脂肪等恼人的问题也似乎在慢慢消失。

反了，完全反了——

糖鼠和肥鼠都很胖，而且胖的程度相差无几；

在第一个实验里，糖鼠 - 正常老鼠连体，正常老鼠食欲下降乃至饿死，糖鼠肥胖依旧；

在第二个实验里，肥鼠 - 正常老鼠连体，正常老鼠却一切正常，反而是肥鼠开始发奋减肥，向正常体态靠拢。

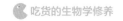

　　这到底是什么意思啊？科曼一次又一次地追问自己。

　　还在找眼镜或者抓脑袋的科曼也许没有意识到，命运之神在对他微笑了。如果说糖鼠 - 正常老鼠的连体实验，以及科曼的第一个假说是顺理成章的科学发现，那么肥鼠 - 正常老鼠连体给出的相反结果，则是上天赐给科曼先生的一个揭示脂肪奥秘的绝佳机会。

二 | 人类的群星闪耀时

老实说，透过科曼先生的文笔和公开演讲来看，他可能谈不上是一个天才——至少不是一般人认为的那种科学怪才或者电脑奇才的形象。在 20 世纪 60—70 年代的天才发现之后，科曼似乎再也没有做出过什么别的惊天动地的科学发现，只是在杰克逊实验室老老实实继续着自己的科学职业。然而我必须得说，那种大众心目中惊才绝艳的天才形象往往并不真实，很可能不过是来自媒体和公众自身对天才的无端想象。所谓天才，在我看来，无非是那些在科学史上的某个瞬间，产生过天外飞仙般的奇思妙想的普通人而已。

奥地利著名作家斯蒂芬·茨威格（Stefan Zweig）写过一本书，名为《人类的群星闪耀时》。在茨威格的眼里，人类历史大多数时候平淡无奇，充满着数不胜数无关紧要的琐事。但是这当中会穿插着人类英雄的闪光瞬间，"像避雷针的尖端集中了整个大气层的电流……决定了一个人的生死，一个民族的存亡，甚至整个人类的命运"。这些瞬间会像星辰一般散射光辉，普照着人类历史的漫漫长夜，指引着人类前进的方向。

当然，在茨威格的书中，他更多的是在歌颂野心勃勃的探险家、挥斥方遒的革命者。但是在我看来，科学家才是真正的人类群星。阿基米德跳出浴缸高呼"我得到了",赫兹在阴暗的房间里看到两个铜球之间微弱的电火花,达尔文在加拉帕格斯群岛记录下千奇百怪的鸟嘴,几千年来在对人类未知知识边界的探索中,科学家们始终星光闪烁。科曼兴致勃勃地摆弄和观察两只连体小老鼠的时刻,毫无疑问是茨威格所说的"人类的群星"闪耀的时刻。

两个本该高度一致,但实际结果却截然相反的连体老鼠实验,让科曼这个普通人,在这一时刻有了天才的灵光一闪。

在科曼的第一个假设里,糖鼠可能失去了感知某种食欲抑制因子的能力从而发胖。这个假设可以解释为什么连体之后即便是能从正常老鼠那里获得这种因子,糖鼠仍然胡吃海喝。但是这个假设显然不能解释肥鼠的连体实验结果,因为肥鼠这一次成功减肥了!所以无论如何,科曼需要一个新的假设。

与正常小鼠连体的肥鼠能够减肥,首先就说明,和糖鼠不同,肥鼠感知这种食欲抑制因子的能力是没问题的。那么它为啥还那么胖?是不是说明肥鼠的发胖是一件完全不同的事情?虽然看起来都很胖,但是糖鼠和肥鼠是因为完全不同的原因发胖的,压根就不该把它们放在一起研究?

等一等。

好像有一个特别凑巧的可能性啊,科曼想。如果和糖鼠的情况针锋相对,肥鼠恰恰是缺少了合成这种食欲抑制因子的能力呢?

第二个假设好像可以自圆其说:因为缺少了这种食欲抑制因子,肥鼠才会发胖。而一旦连体之后,来自正常老鼠的这种因子就可以有效地帮助肥鼠减肥。

听起来好像不错。可是我的运气有那么好吗?怀疑是科曼的第一反应。要知道,杰克逊实验室的科学家们在过去十多年的时间里偶然发现的两只胖老鼠,居然恰好像锁和钥匙一样共同配合?一个缺乏食欲抑制因子，一个缺乏感知这种因子的能力，从而殊途同归地产生了肥胖的结果？

在抓狂和向命运祈祷之前，让科曼先生继续带我们思考、提问、动手验证吧。这个好运气的设想如果正确的话，那么如果把肥鼠和糖鼠直接连体，我们看到的应该是：

肥鼠会瘦下去，而且会瘦得非常厉害。因为它会从糖鼠那里得到源源不断的、它自身缺乏的那种抑制食欲的物质。而糖鼠，则会毫无反应地继续胖下去，因为它缺乏的是感知和响应这种食欲抑制因子的能力。这种感受能力来自于它的大脑，不能从肥鼠的血液里获得。

在接下来的实验中，科曼完美验证了这个假说。糖鼠和肥鼠连体的结果果然是糖鼠继续发胖而肥鼠迅速减肥。两只看起来长相相似的胖老鼠，连体实验的结果却是如此的泾渭分明！

好运气真的就这么降临到科曼先生的头上了。他可以骄傲地宣称，小鼠身体里一定有两个基因，其中一个能够制造出一种强有力的食欲抑制因子，这种因子进入血液流进大脑，有效地降低了小鼠的胃口。而另一个基因则负责感知和响应这种食欲抑制因子。只要找到这两个基因，我们就能理解食欲和体型的秘密。

在完成了这一系列美妙的实验之后，科曼用了十几年时间，徒劳地利用各种生物化学的方法试图发现这种假想中的食欲抑制因子是什么，但是从未获得成功。

1993 年，62 岁的科曼先生从杰克逊实验室退休，直到这时我们都还不知道科曼先生所猜测的食欲抑制因子是否真的存在，以及它到底是什么。尽管科学界里渐渐已经有更多的声音接受和支持科曼先生的假说，但是直到这个时候，科曼的发现还没有得到过任何值得一提的科学奖励。

但我们也不需要为科曼难过或不平。和大家的想象不同，科曼并不是个像布鲁诺、黎曼或康托那样的寂寞的天才或者愤懑的斗士。相反，科曼先生是个无比热爱生活和家庭的完美好男人。在几十年的工作里，他每天早上 7 点上班，下午 5 点半准时开始和家人的晚餐。他和挚爱一生的夫人贝弗利（Beverly Coleman）一起养育了 3 个儿子，并且每年都会带着全家饱览世界各地美好的风光。62 岁的他之所以准时退休关闭实验室，也并不是被科学界逼得无处容身，而是主动选择了更多陪伴爱人、饱览美景的机会。

不过我们不得不说，命运还是很厚待科曼先生。

1994 年，科曼退休仅仅一年之后，美国洛克菲勒大学的杰弗瑞·弗里德曼（Jeffery Friedman）和他的同事们利用现代遗传学手段，在艰苦漫长的八年探索后找到了科曼先生预言的那种能够抑制食欲和控制体型的蛋白质因子，并命名为"瘦素"（leptin 一词源于希腊语"瘦"）。正如科曼所预测的那样，肥鼠的瘦素基因存在遗传突变，失去了生产瘦素、从而控制自身食欲和体重的能力。瘦素蛋白也正如科曼先生的连体实验所暗示的，可以在血液中流动并深入大脑，从而影响小鼠的胃口。

科曼关于糖鼠的假说也得到了完美的证实和解释。千禧年制药公司（Millennium Pharmaceuticals）的科学家利用表达性克隆的技术找到了瘦素的受体分子，也就是感知瘦素的蛋白质分子。弗里德曼实验室随后证明，在糖鼠体内，瘦素受体基因存在遗传突变而丧失功能，因而失去了感知和响应瘦素的能力。甚至，就像科曼曾经猜测过的那样，瘦素受体蛋白确实高度集中在动物的下丘脑区域！（图 1-4）

科曼先生于 2014 年 4 月因恶性皮肤癌去世，享年 82 岁。在瘦素分子被发现后，科曼誉享全球，成为活着的传奇。有人遗憾科曼如果能再长寿几年，将几乎肯定会拿到诺贝尔奖。

不过我想，科曼先生一定不在乎这点小小的遗憾。因为，当他把两只胖老鼠用手术连在一起，并预测一种食欲抑制因子存在的时候，他已经得到了人世间最高的奖赏。就像一个在沙滩拾贝、无意间看到无垠大海的小男孩，那一瞬间的惊喜和快乐，非尘世任何奖赏可及。

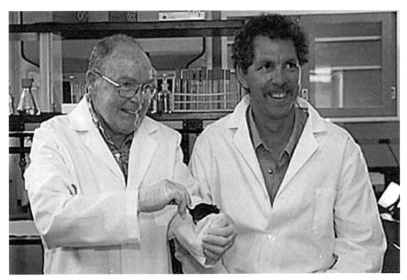

图 1-4 科曼（左）和弗里德曼合影，两位科学家的接力最终带来了瘦素分子，也带来了人类对脂肪的全新理解。（那只小黑老鼠正在咬科曼先生的手臂！）

三 ｜ 魔法王子和瘦素蛋白

杰弗瑞·弗里德曼博士可能是当今世界上最知名的科学家之一，这位美国洛克菲勒大学教授的名字出现在各种各样诺贝尔奖的预测榜单上，并名列前茅。他获得过的知名科学大奖可以用"打"来计数，其中也包括大家耳熟能详的 2009 年邵逸夫奖和 2010 年拉斯克奖。而在科学界之外，弗里德曼先生同样拥有巨大的影响力和众多拥趸。他分别在 1994 年和 1996 年获得过《时代周刊》评选的年度科学人物称号，而他的研究发现——神奇的瘦素分子，更是为数不清的肥胖症患者和梦想苗条身材的男男女女所熟知。

这位每年在世界各地旅行，参与许多教育、科学、药物开发、政策制订等工作的科学家，也已经到了耳顺之年。每当谈起自己六十年的生活和事业，他总还是会用因为激动而有些走音的语调，回忆起那个永难忘怀的高光时刻。

那是 1994 年 5 月 8 日的凌晨 5 点 30 分，结束了大都会夜生活的纽约城其实才刚刚进入梦乡。曼哈顿中城的酒吧里，消磨整夜的光棍汉、投资银行家和大学生们刚刚散去，酒保们拖着疲惫的身体开始清理垃圾、关灯上锁。纵贯曼哈顿岛的 6 号线地铁还是单调地每隔几分钟就穿过来克星敦站，在附近的街道地面都听得到隆隆的震动声，不过车厢里只剩下些宿醉的流浪汉和赶早班的超市收银员。是啊，虽然人们都说纽约城从不入眠，但是周日的早上，总是这里最静谧的时光。

不过在街对面，洛克菲勒大学的一间暗房里，有位皮肤黝黑的中年人还在昏暗的红色灯光下仔细地看着一张胶片。杰弗瑞·弗里德曼先生，尽管已经在三年前荣升这座闻名世界的医学研究机构的终身副教授，却始终保持着亲自参与实验操作的习惯。昨晚（更准确地说，是今天，也就是周日的凌晨 1 点钟）他在实验室里完成了一个实验，并在暗房里冲洗了一张胶片用来显示实验结果。回到家中却无法入睡的弗里德曼决定，干脆在整座城市苏醒前再回一趟实验室，亲眼看看冲洗好的胶片。

"我看到了，我看到了！"几分钟后弗里德曼激动万分地冲出暗室，打电话给自己还没有睡醒的妻子，并且没等到妻子答话就挂掉了电话。然后面对着窗外东河上的皇后桥，笑意舒展开来。（图 1-5）

八年前，弗里德曼拿到博士学位，在洛克菲勒大学开始建立自己的实验室。受连体老鼠实验的感染，他决定亲自去验证科曼先生的假说，找到肥鼠体内所缺乏的那种神奇的食欲控制因子。对小鼠遗传分析了如指掌的他没想到，为了这个承诺或者梦想，他和他的同事们要付出怎样的坚持。

八年，两千多个没有休息、没有停顿的日日夜夜，在上千只老鼠身上一次又一次机械重复着烦琐的实验，终于在这个周日的凌晨，让他自己成为在创世纪之后，第一个亲眼看到这个神奇因子的凡人。

我们已经讲过，科曼先生根据连体动物实验的结果令人信服地推测，小鼠体内

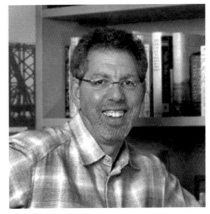

图 1-5　弗里德曼。图中窗外就是东河上的皇后桥

存在一种在血液内流通的、可以抑制食欲的物质，这种物质能够被位于小鼠大脑中的某种物质所感受，从而调节食欲、控制脂肪的存储。而在名为肥鼠和糖鼠的两种小鼠中，这种食欲抑制因子和它的感受器（也就是受体分子）因为遗传突变分别失去了功能，从而导致了严重的肥胖。

彼时分子生物学研究正如火如荼，科学家们自然地想到：只要能够找到肥鼠体内哪个基因产生了缺陷，就能够按图索骥地找到编码这种神奇食欲抑制因子的基因，进而得到我们梦寐以求的这种"苗条"因子。

问题是，当时人们猜测，小老鼠身体里有30000~50000个基因，而能把"苗条"基因与其他几万个基因伙伴们区分开的，只有一个特点——缺乏了苗条基因会让肥鼠发胖。关于这个"苗条"因子的别的东西我们一无所知。那怎么从30000个基因里，准确找到那个编码食欲抑制因子的基因呢？

这个问题的难度，就像告诉你全城有30000个幼儿园年龄的小朋友，你必须去找到其中一个。但是你不知道他的相貌、姓名、种族，唯一知道的是，他有一种神奇的魔法，能让所有的小朋友都幸福快乐。如果把"魔法王子"带离这个城市，全城的小朋友们都会觉得不开心。这样的任务听起来近乎不可能。更要命的是，在弗里德曼设立宏伟目标的那个年代，没有汽车，没有手机，没有各种各样出现在《007》或者《碟中谍》里的神奇装备。他只能靠最原始的方法去寻找这个魔法小王子。

第一个可能的思路是，一个一个地把小朋友逐个带出城，然后派人盯住剩下的小朋友，看看带出去哪一个的时候，全城剩下的小朋友们都面带愁容。思路没有问题，但是没有技术层面上的可行性。在那个年代，遗传学家们没有能力定点和精确地操纵单个基因，他们能做到的最多是随机地把小鼠三万多个基因一个一个破坏掉。换句话说，他们必须蒙着眼睛抓小朋友，而且还永远不能摘下眼罩来。这样即便抓到了正确的魔法王子，我们还是不知道他的名字和相貌。

那么换个思路。虽然我们不知道魔法王子的姓名、相貌，但是我们可以这样来推测，小朋友们应该有他们喜欢的玩伴。那么我们如果知道魔法王子喜欢和谁在一起做游戏，我们是不是就可以顺藤摸瓜找到他了？听起来也靠谱！这个方法，遗传学上叫作"连锁分析"。

◇ 关于遗传的几个小知识

大家可能都听说过牛顿三定律。这三条简单的表述构成了经典力学辉煌大厦的基石。而遗传的秘密也隐藏在三条定律中。19 世纪中叶，奥地利神父、生物学家格里高利·孟德尔（Gregor Johann Mendel）通过豌豆杂交实验提出了伟大的遗传学第一和第二定律。孟德尔发现，黄色种子的豌豆和绿色种子的豌豆杂交之后，产生的后代一律都是黄色种子。而这些杂交后代如果再两两杂交的话，绿色又会重新出现。而且黄色种子和绿色种子的比例非常接近 3 : 1。基于这种优美简单的杂交结果，孟德尔提出决定种子颜色的"因子"（今天我们叫它"基因"）有显性的黄色和隐性的绿色两种，而每一株豌豆都有两个分别来自父亲和母亲的种子颜色"因子"。黄/黄豌豆和黄/绿豌豆的种子颜色均为黄，而绿/绿豌豆的种子颜色为绿。因此，黄/黄豌豆和绿/绿豌豆杂交的后代全部是黄/绿，因而种子一律为黄色。黄/绿豌豆杂交的结果，后代则分别为黄/黄，黄/绿，绿/黄，绿/绿。前三者均为黄色，从而出现 3 : 1 的黄绿比。这就是遗传学第一定律——分离定律的简单解释。

按照第一定律，决定生物性状的遗传因子不会随着杂交而稀释消失，而是顽固地保留在后代中。遗传学第二定律（自由组合定律）进一步扩展了第一定律的发现，指出不同的遗传"因子"，例如种子颜色和种子褶皱，是相互独立地分配进入后代的，彼此没有干扰。

到了 20 世纪初，美国遗传学家托马斯·摩尔根（Thomas Morgan）又利用果蝇的研究提出了遗传学第三定律（连锁与交换定律）。根据第三定律，遗传因子之间并非总是能够完全自由组合，而是存在某种程度的"连锁"。举例来说，如果来自父亲果蝇的遗传因子是"灰色身体""长翅膀"，而来自母亲的遗传因子是"黑色身体""短翅膀",那么依据自由组合定律,灰/长、灰/短、黑/长、黑/短后代的比例将会是等同的。但是实际情况却是仅仅看到了灰/长和黑/短两种后代。换句话说,灰色身体和长翅膀这两种遗传因子,以及黑色身体和短翅膀这两种遗传因子是不能自由组合、总是一起出现的。这种现象就叫作连锁。两种遗传因子在遗传物质 DNA 上的距离越近,连锁的概率就越高。

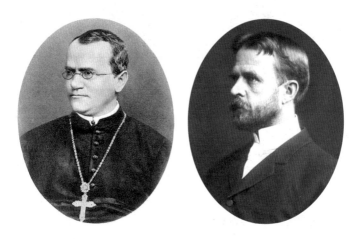

格里高利·孟德尔(左)与托马斯·摩尔根(右)

简单说一说这种办法吧。我们都知道,每个人身体里的基因都有两个拷贝,一半来自父亲,一半来自母亲。来自父亲的基因都在长长的"父亲 DNA"上,来自母亲的基因当然就在"母亲 DNA"上。然而从一个受精卵开始的每一次细胞分裂,直至形成人体,父亲和母亲DNA 会相互缠绕在一起,发生一种叫作"重组"的事情。其结果就是在每次细胞分裂的时候,部分父亲 DNA 上的基因都会被换到母亲DNA 上(反之亦然),因而两条父亲母亲 DNA 就变得没有那么泾渭分明了。有趣的是,如果 DNA 链条上两个基因之间的距离很短,那么两者发生交换的概率就会变得非常低,这种现象被叫作"连锁"。

所以，如果我们能够在长长的 DNA 链条上首先定位许多分子"路标"（图 1-6），然后找到编码食欲抑制因子的基因和哪些"路标"紧密连锁，我们就可以根据分子路标的位置逐渐逼近这个基因的准确位置。从这个技术可能需要在成千上万的老鼠后代中分析"连锁"发生的频率，再根据连锁频率的高低判断其位置。

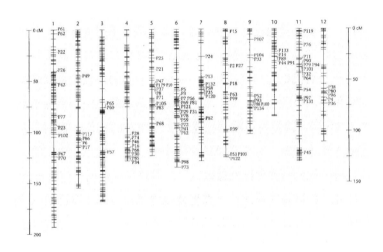

图 1-6　水稻 12 条染色体的 DNA 物理图谱。每条染色体上密密麻麻的横线就是各种分子"路标"的相对位置

　　现在，我们打算根据玩伴"连锁"原理寻找魔法小朋友了。但是幼儿园的小朋友们其实也是很有原则的，他们每天只和一个小朋友玩，只是不同日子里才会更换玩伴，而魔法王子也不是忠贞不渝地每天只和他的几个好朋友在一起，只不过一年到头里他和好朋友玩的日子相对会更多一些而已。所以，唯一的办法，是忠实记录每天全城小朋友们玩耍的情况，然后分析到底哪个小朋友和哪个小朋友之间关系好，谁和谁之间又不太喜欢一起唱歌跳舞，等等。

　　听起来好像虽然枯燥，但是也不是很难？但是，我们漏掉了一个至关重要的信息：我们还没问魔法王子喜欢的玩伴有什么特征呢？没有这个信息即便我们分析了所有几万个小朋友怎么交朋友，也还是不知道谁是真正的魔法王子啊。

弗里德曼就遇到了一样的问题。在那个时代，我们对小鼠基因的了解还相当粗浅，老鼠父亲母亲DNA上已知的分子"路标"还非常稀疏。即便利用连锁分析把编码食欲抑制因子的基因定位在两个现有的分子"路标"之间，这中间的距离足够让成百上千的基因藏身了。这不行，所以弗里德曼不得不倒退一步，首先在小鼠DNA上找到足够多的分子"路标"。这是一项烦琐无聊的工作，同样也需要在成百上千的小鼠后代里找到这些分子"路标"之间的连锁关系以确定其彼此的物理距离（顺便说一句，得到的分子路标的地图，生物学家们叫作物理图谱）。就像为了准确描述魔法小朋友的玩伴，我们需要首先带着放大镜去观察、分析和总结全城小朋友们的特点：他们的衣服颜色有几种；他们有多大比例戴眼镜；他们梳马尾辫还是剪童花头等。

在几年的准备工作之后，弗里德曼终于可以利用自己绘制的精确物理图谱，定位那个深藏不露的食欲抑制因子了。我们寻找魔法王子的工作也到了最关键的时刻：我们已经知道了魔法王子最喜欢一个叫"丫丫"的小女孩，这个小女孩有张小小的脸蛋，一双大大的眼睛，喜欢唱歌，也喜欢甜甜地说"我喜欢你"，我们终于可以出发，到城市里去找丫丫，然后从特别喜欢和丫丫做游戏的小朋友里面找到我们的魔法王子了。

又是几百个日日夜夜，弗里德曼和他的同事们在黑暗中慢慢前行。他们知道，尽管还伸手不见五指，但是他们确实离那个目标越来越近了。

1994年5月8日那个周日的凌晨，谜底揭晓。

弗里德曼的实验室已经把编码食欲抑制因子的基因成功定位到小鼠6号染色体上大约65万个碱基对的狭小范围内，他们同时发现，这段DNA里可能藏着6个基因。神秘的食欲抑制因子开始慢慢显露

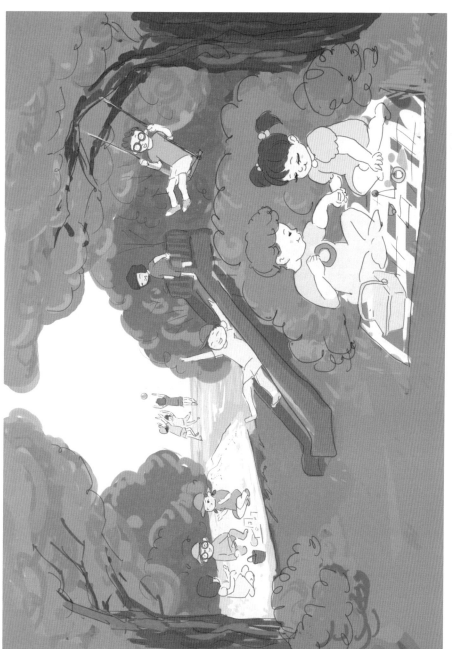

现在，我们打算根据玩伴"连锁"原理寻找魔法小朋友了。但是幼儿园的小朋友们其实也是很有原则的，他们每天只和一个小朋友玩，只是不同日子里才会更换玩伴，而魔法王子也不是忠贞不渝地每天只和他的几个好朋友在一起，只不过一年到头里他和好朋友玩的日子相对会更多一些而已。所以，唯一的办法，是忠实记录每天全城小朋友们玩耍的情况，然后分析到底哪个小朋友和哪个小朋友之间关系好，谁和谁之间又不太喜欢一起唱歌跳舞，等等。

在几年的准备工作之后，弗里德曼终于可以利用自己绘制的精确物理图谱，定位那个深藏不露的食欲抑制因子了。我们寻找魔法王子的工作也到了最关键的时刻：我们已经知道了魔法王子最喜欢一个叫"丫丫"的小女孩，这个小女孩有张小小的脸蛋，一双大大的眼睛，喜欢唱歌，也喜欢甜甜地说"我喜欢你"，我们终于可以出发，到城市里去找丫丫，然后从特别喜欢和丫丫做游戏的小朋友里面找到我们的魔法王子了。

它的真容了。

就在这天凌晨，弗里德曼的实验是为了回答这么一个问题，这6个基因到底在老鼠的哪些器官里发挥功能？弗里德曼此时手里的胶片，就是要看看这其中的第一个候选基因2G7，它到底在哪些组织里出现。

暗室昏暗的灯光下，弗里德曼在刚刚冲洗出来的胶片上看到，2G7基因在代表脂肪组织的地方出现了非常清晰、优美的信号。（图1-7）

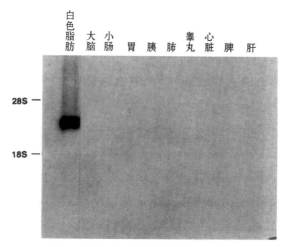

图1-7 发现瘦素基因的胶片。弗里德曼和合作者们用放射性同位素标记的方法显示了2G7基因（也就是后来命名的瘦素基因）仅仅在小鼠的脂肪组织富集，而在其他所有组织都不存在。图中黑色的条带就是2G7基因在脂肪组织中的表达情况。更准确地说，弗里德曼的实验是为了检测2G7基因生产蛋白质分子的中间产物——信使RNA（messenger RNA）到底出现在哪些组织里

尽管从逻辑上，2G7基因出现在脂肪组织里这件事本身，其实什么也说明不了。但是如此纯粹、干净的信息一瞬间让弗里德曼明白这就是他苦苦追寻八年的东西——科曼在30年前就预测过的那个食欲抑制因子。想想吧，一个来自脂肪组织的信号分子，如果反过来可以

抑制食欲、阻止脂肪组织的继续增多，那将是多么优美简洁的自我调控机制！

从某种程度上，科学家都是美学主义者，都相信自己苦苦追寻的自然奥秘从某种程度上应该是简单、精巧、优雅的。在回答"肥鼠到底缺了什么导致它如此肥胖"的漫漫征途上，第一个映入眼帘的疑似目标就是一个自身产生于脂肪组织的物质，这种巧合，弗里德曼相信是自然的安排，而不仅仅是自己的好运气。

终于，一只诞生于1950年的胖老鼠，在44年后，帮助我们走出了理解自己的身体、理解脂肪秘密中最关键一步。

之后的发展就像是童话故事：弗里德曼和同事们很快为这种活跃在脂肪组织的物质起名为"瘦素"（leptin一词源于希腊语"瘦"），并且令人信服地证明，缺乏瘦素正是肥鼠发胖的原因。而将瘦素注射到肥鼠的体内，就可以完美地恢复肥鼠的体型。仅仅一年之后，千禧年制药公司的科学家就找到了感知和响应瘦素分子的物质，并命名为瘦素受体，缺乏这种瘦素受体正是糖鼠肥胖的原因。瘦素和它的受体就像锁与钥匙一样共同起作用调节动物的食欲和体重，科曼的肥鼠与糖鼠分别缺少了锁和钥匙，因此在肥胖程度上也非常类似。

而更重要的是，这样的精密系统在人体中也几乎是原封不动地存在着。

四 ｜ 重新认识你的脂肪

一场持续了近半个世纪的接力赛跑终于落幕。

自然之手造就了杰克逊实验室的两只胖胖的小老鼠：肥鼠和糖鼠。

科曼先生用精妙无比的连体动物实验说明，动物自身能够分泌一种抑制食欲的物质，这种物质通过血液循环进入下丘脑，并在那里被感知从而发挥功能。

不管是缺乏了这种物质（肥鼠）还是缺乏了感知这种物质的能力（糖鼠），动物都会无法抑制的暴饮暴食和发胖。

在八年漫长的寻找之后，弗里德曼利用连锁分析的方法找到了这种神奇的食欲抑制因子，并把它命名为瘦素。

而揭示瘦素来源的第一个实验就证明，瘦素来自白色脂肪组织。

毫无疑问，看起来单调、无趣甚至有害的脂肪，需要被我们重新认识。它远比我们的刻板印象更生动、更复杂、更有趣，它像一架精密的机器调节着我们身体的代谢平衡。而瘦素可能就是这架机器的中心。

当我们身体内的脂肪堆积过多，瘦素分子水平随之上升，它会告诉我们的大脑现在身体能量充足，不需要再吃太多好吃的东西了。而当身体营养不良、脂肪水平下降以后，瘦素分子水平降低，我们又开始恢复自己的好胃口。通过分泌释放瘦素，脂肪组织能够掌控整个身体的新陈代谢，维持我们身体的理想体重。

以瘦素的发现为开端，人们开始真正重视白色脂肪组织，开始带着更大的热情探究它在能量储存之外的生物学功能。也正因此，在瘦素发现之后十多年中，脂肪众多隐藏的功能被慢慢揭示。

我们开始知道，来自脂肪的瘦素分子除了调节食欲，也会影响我们身体对外来病菌的抵抗，会影响我们身体功能的发育，甚至还会影响生殖能力。而脂肪本身，除了瘦素分子之外，还能分泌许多发挥重要功能的信号分子。在今天的科学视野中，脂肪是一架生机勃勃的生命机器，通过各种途径积极地参与身体的健康和疾病过程中。（图1-8）

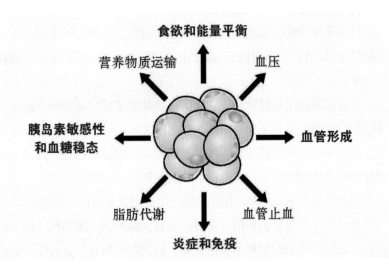

图1-8 白色脂肪组织的许多生理功能。通过大量的研究，我们现在知道，看起来单调无趣的白色脂肪组织，有着复杂精密的生理功能。通过分泌包括瘦素在内的众多因子，脂肪组织能够与身体神经系统、免疫系统、内分泌系统等相互作用，影响机体包括代谢、行为、免疫反应在内的方方面面

脂肪，确实并不只是一堆油腻腻的无聊物质。

接下来，我们希望回答的问题自然就是，既然脂肪如此重要，能

够如此精密地调节我们的食欲，那么我们的胃口和体型为什么有时候还会失去控制？我们为什么还需要担心肥胖？身体里的脂肪太多的话，会对我们的身体带来什么样的影响？科学家们又是怎么尝试控制并解决这些问题的？

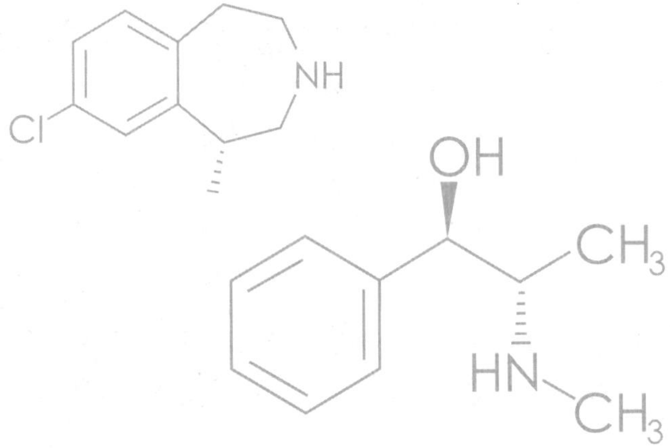
Cl
NH
OH
CH3
HN
CH3

第二章

脂肪过剩以后

聊完了脂肪的秘密，我们紧接着谈谈一种和脂肪堆积直接相关的疾病——肥胖症。（图2-1）

体重过重到底是不是一种病？到底多胖可以称之为"肥胖症"？肥胖症是因为自己意志力薄弱，不控制食欲造成的，还是说我们必须依靠医学手段介入才能够征服这种疾病？为什么肥胖症会如此普遍，特别是在经济发达的社会里越来越严重？

这些问题的答案，决定了肥胖到底仅仅是"吃货"的个人健康问题，还是严肃的社会公共卫生难题；也影响了人类对脂肪和肥胖治疗的研究方向。脂肪过剩以后会发生的事情，值得引起我们每一个"吃货"的注意。

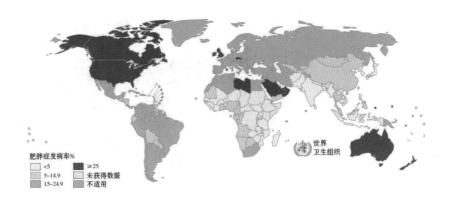

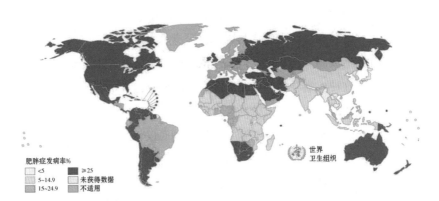

图2-1 世界卫生组织绘制的2014年世界肥胖症地图（上图：18岁以上男性；下图：18岁以上女性）。可以看到，北美、大洋洲、英国都是肥胖症的重灾区，18岁以上的成年人肥胖症患病率超过25%。值得注意的是此图中肥胖症的判断标准是身体质量指数（body mass index,BMI）超过30

一 | 欲说还休肥胖症

1. 肥胖是不是一种病？

人人都会生病，人人也都免不了讨论疾病。但是疾病这个词其实没有严格的边界。

身体内细胞恶性增生所导致的癌症是疾病，外来病毒引发的非典型肺炎是疾病，纯粹外力引起的骨折挫伤当然也是疾病；肉眼可见的化脓和皮疹是疾病，依靠各种实验室检验指标才能判断的高血脂、高血糖是疾病，几乎完全要依赖患者的主观诉说的抑郁症当然也是疾病。

但这些特征截然不同的疾病，至少有一个共同点就是会危及患者的健康、生活质量乃至生命。这也就是为什么我们会把预防和治疗疾病看得那么重。那么胖一点、重一点是疾病么？这个问题判断起来，就没有上面列举的那些疾病一样显而易见了。腿上多一点赘肉，鼓起一圈肚腩，好像也看不出什么特别大的健康问题。大家都知道，在唐朝时候我们的祖先就曾经以胖为美。很多部族和国家直到现在也仍然以肥胖为最重要的审美标准。究其原因，很可能是因为在食物匮乏的年代里，肥胖意味着衣食无忧，从而标志着家境良好、经济条件优越、社会等级较高。举例来说，在西非国家毛里塔尼亚的 300 万人口中，至今仍流行着以胖为美的风俗。赘肉层叠才是女性性感的标志，而作为丈夫，也愿意娶到肥胖的妻子以炫耀自己的财富。为了嫁得更好，很多年轻女孩不得不在父母的强迫下大量进食以增重。这是一个经济生活影响审美观、审美观又影响人体健康的生动案例。所以，依靠主观而多元的审美观来定义疾病，无疑是不靠谱的。

而医学界和医疗政策制定者在判断肥胖是否是一种疾病时，就需要非常小心了。因为一旦被定义为疾病，就意味着公共卫生系统需要就此进行积极的干预。这就包括：提供关于肥胖的危害和相关治疗手段的公众教育、提供对肥胖准确的诊断手段、投入资源研究开发肥胖相关的药物和治疗方法、报销低收入者的肥胖相关医疗支出等。这一切都需要大量的人力物力，而我们本来已经很稀缺的医疗资源则会面临更多挑战。

所以，要判断肥胖到底是不是一种疾病，并不能依靠审美和普遍的价值观，而是需要确凿无疑的数据：肥胖是不是真的会危害人类健康？危害程度有多大？

如今，基于来自成千上万个体的流行病学数据，大多数权威医学组织已经明白无疑地承认肥胖是一种疾病。它影响人体的正常生理功能、威胁人类的健康、需要得到预防和治疗。1997 年，世界卫生组织（World Health Organization, WHO）率先承认肥胖是一种疾病，并为肥胖症的临床诊断提出了一个简单粗糙的定量标准，当身体质量指数超过 25 时提示超重，超过 30 时即为肥胖症（身体质量指数的计算方法是体重除以身高的平方。一个身高 170 厘米的成年人，体重超过 72 千克即为超重，体重超过 86 千克即为肥胖）。这个简单易行的指标也被广泛地宣传和推广。

不过要注意的是，世界卫生组织提出的身体质量指数标准仅仅是个参考意见，在不同人种甚至不同个体中相应的肥胖标准有细微的差别。例如，流行病学调查显示，同样的身体质量指数下中国人的脂肪含量是高于白种人的。因此中国人可能就需要更严苛的肥胖判断标准：

身体质量指数超过 24 即为超重，超过 28 视为肥胖。另外，在东亚人群中腹型肥胖（也就是俗话说的"苹果形身材"）较多，危害也更大，因此除了身体质量指数之外，对腰围尺寸也需要格外注意。（图 2-2）

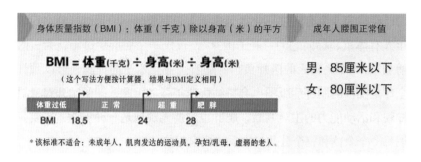

图 2-2 适用于中国人群的肥胖判断标准，大家不妨心算一下自己的体重和腰围是否足够健康

"肥胖是一种疾病"这一思想也是逐步演进并介入公众生活的。以美国为例，2000 年，美国食品和药品管理局（The Food and Drug Administration, FDA）承认了肥胖的疾病地位，这一决定意味着医药公司可以在美国市场开发和销售针对肥胖症的药物和医疗器械。2002 年，美国国税局（Internal Revenue Service, IRS）正式承认肥胖是一种疾病，治疗肥胖的相关费用因此可以得到部分税务减免，这意味着美国政府开始愿意负担肥胖相关的开支。而在美国医学会（American Medical Association, AMA）2013 年终于认可了肥胖症的疾病身份后，不少商业保险机构也逐渐将肥胖症治疗纳入保险覆盖范围。当然，拉锯其实还在继续。直到今天，美国最大的国立医疗保险机构之一，覆盖超过 5000 万老年人口的联邦医疗保险项目（Medicare），仍然尚未对肥胖症治疗费用的报销开闸放行。

这些医疗机构的决策背后是冷冰冰的统计数字。

相比体重正常的人群，超重和肥胖人群罹患心脏病、脑卒中、2

型糖尿病和某些癌症（特别是乳腺癌和大肠癌）的概率显著增加。相应地，肥胖人群的医疗开支也显著升高。美国疾病控制中心（Centers for Disease Control and Prevention, CDC）2008 年的数据显示，相比体重正常的人，肥胖症患者人均年度医疗开支增加了 1429 美元。考虑到美国已经成为一个有超过三分之一成年人患有肥胖症、超过三分之二成年人有体重超标问题的"胖子国家"，仅仅一个肥胖症每年就为美国增加了 1470 亿美元的医疗负担。随着工业化水平的提高，可以预计全球范围内的肥胖症版图也会持续快速扩张。因此，即便抛开对身材样貌和活动能力的主观判断，肥胖也确凿无疑地是一种疾病，需要我们每一个个体和整个公共卫生系统严肃对待。

到底该怎么治肥胖？

一旦承认了肥胖是一种疾病，我们就有道德和科学责任来尽快回答第二个问题，"到底该怎么治疗肥胖"？这并不是个很容易回答的问题。即便到了 20 世纪，人们开始慢慢承认肥胖是件坏事以后，很长一段时间内肥胖都被认为是一种道德问题而非医学问题。胖人成为愚蠢、笨拙、没有自控能力和道德软弱的象征，甚至成为公众调侃的对象。

在很多时候，大众似乎倾向认为，治疗肥胖需要的不是医学手段，而是自制力——面对琳琅满目的食物要学会自我约束；是纪律性——克服懒惰坚持定期锻炼；甚至还和社会经济地位有关——因为健康饮食，定期锻炼，乃至和健康生活方式有关的知识，对于在温饱线上下挣扎的人群来说，可能都是奢谈！这些原因导致了肥胖的治疗成了一个界限模糊，甚至有点敏感的话题。

这些看法深刻影响了过去几十年全世界对抗肥胖症的思维和行动。如果肥胖源于自我约束不足，那么用公共卫生资源予以治疗对于善于自我约束者而言是否公平？如果肥胖纯粹是个人选择，那么从公共层面予以干涉是否侵犯个人权利和自由？如果肥胖完全可以通过改变个人行为加以逆转，那么肥胖症药物和其他治疗手段是否必需？

◇ 保姆市长和苏打水禁令

围绕肥胖症的个人权利和政府义务的边界是一个敏感话题。2012 年发生在美国纽约市的一次近乎闹剧的减肥风波生动地呈现了这一点。当时，作为纽约市对抗肥胖运动的组成部分，广受爱戴的纽约市长、亿万富翁迈克尔·布隆伯格（Michael Bloomberg）发布行政命令，禁止在纽约市的饭店、剧院和体育场销售超大杯（指体积超过 16 盎司 / 约 500 毫升）的含糖饮料。这个被人们戏称为"苏打水禁令"的命令甫一颁布就立刻招致批评。一部分人指责布隆伯格的命令是在赤裸裸地暗示胖子们缺乏自控能力已经到了不得不由政府来管理其行为的地步，是对胖子们个人道德品质的无情羞辱和歧视。反过来，另一部分人则批评，什么时候政府有权力来直接干涉老百姓的吃喝拉撒了？是不是有一天我们看什么书，睡几个小时觉，讨什么老婆生几个小孩也是政府管了？这一派人士还给布隆伯格起了个形象的外号，叫"保姆市长"。苏打水禁令最终在 2014 年被纽约上诉法院正式废止，理由正是行政机关超越了自身的权力边界。从这个事例中我们可以看到，即便全社会已经广泛接受了肥胖是一种威胁公众健康的疾病，究竟该如何对抗肥胖症仍然不是个容易回答的问题。相比之下，人类社会对待其他疾病时面临的困惑似乎要小得多。

想要回答"到底该怎么治肥胖"，最终还是要回到严肃的科学数据来。

目前的科学证据，至少从两个方面反驳了肥胖仅仅是个人选择和个人意志问题的看法。

首先我们知道，有个好胃口乃是动物赖以生存的法宝。在漫长的进化史上，人类的祖先大多数时候过的都是吃了上顿没下顿的日子。仅仅是过去一两百年里，感谢化肥、感谢农业机械、感谢育种技术发展、感谢杀虫剂，人类才能从整体上开始摆脱饥饿的困扰。因此，一旦好不容易找到一点食物，把自己塞饱甚至不惜大腹便便乃是巨大的生存优势。因为充足的能量储备意味着人类的祖先更有可能熬过下一顿饱餐之前的饥寒交迫——经过亿万年进化淘洗生存下来的地球人类，其实每一个都是天生的"吃货"。科学家在实验室里也早已发现，从果蝇到老鼠到猴子，实际上所有成功的动物物种也都是"吃货"，没有哪种动物能自觉抵抗美味食物（例如奶酪和冰激凌）的诱惑，即便已经吃饱了也要勉力加几口点心。而这种看到吃的就食指大动的巨大进化优势，放到美食无处不在的现代社会就会引发灾难性的后果。而短短一两百年间，人类还不足以进化出能够抵抗食物诱惑的新生物学"本领"。

其次，神经生物学的研究证明，调节食欲的大脑中枢实际受到"饱"信号和"饿"信号的双重控制，从而能够根据身体能量水平精巧地调节食欲。我们刚刚讲到的瘦素蛋白，就是这么一种经典的"饱"信号。但在已经出现肥胖问题的动物体内，下丘脑感知"饱"信号的能力会显著下降，相反感知"饿"信号的能力却会提升，两者相加的结果是肥胖的动物会更容易感觉到饿，更容易开始进食。换句话说，贪吃暴食除了是一种"吃货"的进化本能，还可能是一种病理性的神经生物学现象。因此作为科学家，我个人的信念是，肥胖诚然可以通过个人行为调节来部分预防和逆转，但是这种疾病有着超越个人意志的遗传学和神经生物学基础，需要更全面、科学、深入的医学介入。

肥胖症的复杂性让人类社会在对抗这种疾病时投鼠忌器，既怕大手大脚过度消耗了原本已经有限的医疗资源，也怕一不小心越过了个人权利和群体歧视的边界。医疗监管机构在审批减肥药物时，也总是小心谨慎。结果是，作为一种产生于后工业社会，且危害还在逐年加重的全球性严重疾病，人类对抗它的武器屈指可数。时至今日，世界范围内被批准上市的减肥药物、医疗器械和其他治疗方法，加起来也不过区区几种，数量上甚至还不如治疗感冒、过敏、消化不良、便秘这些一般疾病的药物。

◇ 贫穷与肥胖

　　肥胖症及其治疗的敏感性还在于它和经济状况的潜在联系。在国家之间比较的话，富国居民的肥胖症风险要远大于穷国。而且随着一国经济发展，该国内肥胖症发病情况也会同步增大（中国和印度是典型的例子）。但是和很多人的想象相反，在发达国家内部，肥胖症从某种程度上反而是一种"穷人的疾病"！例如在美国国内，穷人的身体质量指数在过去二十多年内始终显著高于富人，而穷孩子中的严重肥胖症发病率要高出70%。这种现象有几个可能的解释。穷人可能需要更长时间的工作，穷人居住的地区可能安全环境堪忧，从而限制了人们的规律体育运动；穷人可能缺乏关于健康生活方式的指导和教育；穷人可能缺乏购买健康食品的金钱。不管最终的原因究竟是什么，对于中国而言，我们都必须警惕经济问题对肥胖问题的双重压力：经济发展带来的肥胖，以及贫富分化带来的肥胖。

　　下图中展示的是，在2006年的美国，较穷的州（右图，深蓝色）也往往是肥胖症发病率较高的州（左图，深红色）。

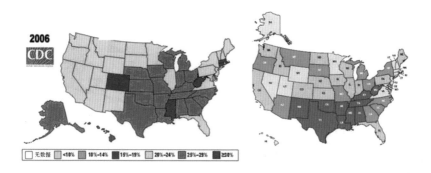

美国肥胖分布地图（2006年）（左）与美国贫富分布地图（2006）（右）

　　综合来看，肥胖症是一个复杂的社会问题，这种复杂体现在个人自由和公共卫生的关系，也体现在个人行为控制、经济情况和病理学变化的关系上。在这种多种因素交织的情况下，不同的机构都在承担自己不同的角色。

而科学家、医生、药物开发者如果想要带给肥胖症患者一种有效的减肥药，又应该怎样入手呢？

2. 减肥的物理学

减肥的医学手段说起来也很简单。我们需要的唯一理论武器，就是伟大的能量守恒定律。（图 2-3）

人体的能量来源非常简单，就是每天吃进嘴里的各种食物，不管是来自米饭、油条、可乐的碳水化合物，还是鸡鸭鱼肉里的蛋白质和脂肪，都能够一定程度地被我们的消化系统消化和吸收，之后再通过复杂的生物化学反应在细胞内产生能量。

人体能量的去向也并不复杂，主要来说是三大出口：最主要的能量支出是身体的基础新陈代谢活动，包括维持体温和血液循环、保证组织生长和修复、维持细胞内各种生物活动（例如新蛋白质合成、运输和降解）等，这部分能量支出约占到身体总能量支出的 60%。

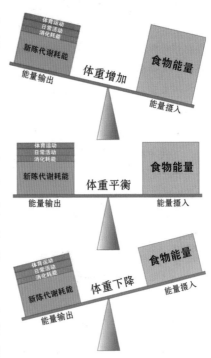

图 2-3　体重就像一架天平。能量不会凭空产生，因此如果人体摄入的能量经常性地小于消耗掉的能量，人最终会滑向营养不良乃至饥饿而死的轨道。而同样因为能量不会凭空消失，如果人体的能量摄入总是超过能量消耗，这部分"多出来"的能量就会积累在人体中，往往以脂肪分子的形式储存在脂肪组织里，这正是肥胖症的简单生理解释

此外，我们每天都要进行的各种体力活动，包括做饭、扫地、跑步、打球，加起来消耗了 20%~30% 的能量。

而最后一小部分说起来有点拗口，是为了获取能量而消耗掉的能量。我们吃的食物从进入口腔刺激味蕾，到最终变成身体可以利用的能量分子和营养物质，需要经历消化、吸收、储藏、分解利用、排泄等各个阶段。而这些阶段的生理活动，像是口腔咀嚼、胃肠蠕动、分泌胃酸、吸收营养，同样也需要消耗能量。

如果再考虑到食物中的能量仅有一部分被人体吸收，我们可以得到一个简单的公式：

体重变化 =（食物中包含总能量 × 人体从食物中吸收能量的比例）-（新陈代谢中的消耗 + 体力活动中的消耗 + 食物消化吸收中的消耗）

换句话说，基于能量守恒定律，如果我们希望减轻体重，有五个入手点：

- 减少摄入食物的总能量水平
- 减少人体从食物中吸收能量的能力
- 增强新陈代谢中的消耗
- 增强体力活动中的消耗
- 增强食物消化吸收中的消耗

这五点中，首先可以排除掉的是最后这一条，"增强食物消化吸收中的消耗"。因为不少研究证明，食物消化吸收活动所消耗的能量，大致和食物所含的能量有线性关系：食物中能量越多、消化吸收所消耗的能量也就越多。这并不奇怪，消化两个馒头所需的能量可能差不多就是消化一个馒头的两倍嘛。因此想根据这一点来增加消耗就比较困难了。同时也考虑到食物消化吸收中的能量消耗毕竟占比很低（仅占全部能量消耗的 10% 左右），我们（以及那些开发减肥治疗手段的人们）都不想在这一点上花费太多的时间和精力。

而想要"增加体力活动中的能量消耗",最好的办法不是吃药或者做手术,而是真正地改变生活方式:迈开腿,多运动。这里面一个简单的逻辑是,体育运动对人体生理的影响是全方位的。例如就有科学家发现,高强度锻炼能够改变身体中成百上千的蛋白质分子的化学修饰水平和生理活性!至少在可预见的将来,人工设计一种药物,能够同时精确地操纵成百上千蛋白质分子的可能性几乎是不存在的。所以并不会有什么药物可以完美模拟人体的体力运动,从而促进能量的消耗。

那么在现实中,想要设计一种能够帮助我们减轻体重的治疗手段,就剩下下面三个选项了:

· 减少摄入食物的总能量水平
· 减少身体对能量的吸收能力
· 增强新陈代谢中的消耗

没错,市面上所有可见的减肥治疗方式,都可以归入上面某一个或者多个门类中去。我们也有理由相信,只要能量守恒定律继续支配着我们的物理和生物世界,未来的减肥治疗也要从这三个方面去寻找。

想要快速说明减肥物理学的实际用处,减肥手术是最好的例子。它可能也是现今所有减肥的医学介入手段中最有效和持久的一种。

在人体摄入食物的整个过程中,胃和小肠是最重要的负责消化和吸收的器官。状如口袋的胃是主要的食物研磨器官,通过机械研磨,将混合了胃酸和胃蛋白酶的食物磨成细细的食物糜。而长达数米的小肠是最重要的吸收营养物质的器官。已经被充分磨碎和消化的食物糜进入小肠后,会和密布微绒毛的小肠肠壁亲密接触,在此过程中大量的营养物质分子被吸收进入小肠肠壁细胞,并最终通过循环系统运送到身体的各个器官,参与机体的新陈代谢。

而减肥手术的目标正是把胃变小、小肠变短,让身体少吸收一点能量——就是这么简单!(图2-4)

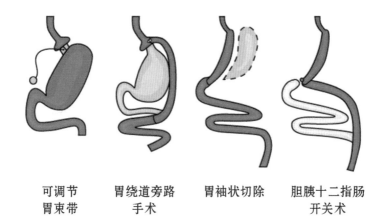

可调节　　　　胃绕道旁路　　　胃袖状切除　　　胆胰十二指肠
胃束带　　　　　手术　　　　　　　　　　　　　开关术

图2-4　减肥手术。具体来说减肥手术可以分成这么几种，在胃上装一个可调节宽窄的带子来约束胃的大小（这种叫做可调节胃束带adjustable gastric band/AGB）；把胃前端直接和小肠后端连接起来、从而让食物避免流经胃和小肠前端（这种叫做胃绕道旁路手术roux-en-Y gastric bypass/RYGB）；直接切掉大部分的胃、只留下一个小小的容积有限的胃（这种叫做胃袖状切除vertical sleeve gastrectomy/VSG）；以及结合了胃袖状切除和旁路手术的所谓胆胰十二指肠开关术(biopancreatic diversion with duodenal switch/BPD-DS)。目前在减肥手术的发源地美国，最常用的是相对风险最低、结果可逆的可调节胃束带手术

　　这种手术要达到的效果是两个。一是限制胃的大小，让肥胖症患者更容易出现饱腹感，从而减少进食量（"减少摄入食物的总能量水平"）；二是避免食物流经小肠，减少身体对营养物质的吸收能力（"减少身体对能量的吸收能力"）。双管齐下的效果也确实是立竿见影的：在手术后10个月内，肥胖症患者平均可以减去多余体重的50%~80%，这对每个患者来说可能都意味着30~50千克的多余赘肉！而且长期的术后观察也证明，减肥手术的效果在相当长的时间内、甚至在术后十年后都很稳定，体重反弹的问题并不严重。像2型糖尿病、心血管疾病、癌症甚至精神疾病的发病率也都有明显下降。

　　得益于腹腔镜技术的发展，现在做减肥手术其实没有想象中那样吓人。不需要开膛破肚，只需要在肚子上开几个小口就可以完成微创

手术操作。在美国，做减肥手术的平均花费在两万美元上下，平均住院时间也仅有 1~2 天，可算个地道的小手术。美国每年都有数十万人接受这种手术。

因此可以说，治疗严重肥胖症的最有效手段就是减肥手术。之所以要加上一个"严重"的限定词，是因为我们毕竟需要平衡手术带来的风险因素，比如手术本身的风险（例如感染、失血、血栓和刀口破裂等），术后由于营养吸收下降带来的营养不良风险等。因此，目前美国食品和药品管理局的指南中，仅有那些身体质量指数超过 40 的大胖子们（对于一个身高 170 厘米的成年人来说，这意味着体重超过 115 千克），或者身体质量指数超过 35（170 厘米 /101 千克）同时伴随至少一种严重并发症的胖子们，才能接受减肥手术治疗。

近年来美国食品和药品管理局逐渐降低了相对风险性较低、手术操作可逆的可调节胃束带手术的门槛，但是总体而言，减肥手术仍然主要针对的是非常严重的肥胖症患者。

但是我估计，如果未来没有更高效的药物治疗方案出现，减肥手术特别是非切除性手术的门槛会继续降低，手术的风险和副作用也会得到更好地控制。就在 2015 年，美国食品和药品管理局批准了两种统称为胃气球的新型医疗器械，这种医疗器械的原理类似胃束带，也是为了在物理上限制胃的容量。只不过它的植入完全不需要损伤性的外科手术，只需要利用内镜将瘪掉的气球放入胃里，然后灌入液体使之膨胀就可以了。这种医疗器械的使用门槛创了历史新低：只需要身体质量指数超过 30 就可以使用（170 厘米 /86 千克）！

未来会不会有一天，类似的医疗器械可以做到更加精致和无害，胖子们只需要吞下一个小胶囊，让它在胃里像气球一样膨胀到合理尺寸就可以轻松实现减肥呢？如果真的有这么一天，会不会我们反而需要更强有力的监管措施，防止人们滥用这样的减肥产品呢？

这并不是杞人忧天，人类的欲望经常会导致药物滥用。从好细腰的楚王和饿死的宫女们，到吃饭需要精确到每一卡路里的现代超模，很多人把体重和身材看得比生命和健康更重要。减肥治疗的手段越是安全和有效，可能反而越需要小心翼翼地推广和严格地监管。

而减肥药物的起起伏伏，生动不过地证明了这一点。

让我们来讲讲它们的故事吧。

二 | 悲欢浮沉减肥药

1. 瘦素狂热和瘦素抵抗

说起减肥药，你们可能马上会想到我们讲到过的瘦素的故事。

是啊，科曼和弗里德曼的接力为我们找到了瘦素——一种人体天然合成的、能够强有力地抑制食欲减轻体重的物质——这，不就是一种天然的减肥药么？如果我们把人体中的瘦素蛋白做成药物，肥胖的问题不就迎刃而解了么？

在这种美好理想的驱动下，瘦素发现之后的科学和产业进步像是快进的历史电影。

确认瘦素仅仅几个月之后，在 1995 年 7 月，弗里德曼和他的同事们就证明，利用重组 DNA 技术在体外制造的瘦素蛋白，如果注射进肥鼠的体内，就可以成功使之减肥。更让人兴奋的是注射瘦素蛋白也可以让正常老鼠变得更瘦，这个结果带给人们无限的想象空间。然而弗里德曼这一次并非匠心独具。因为几乎与此同时，另有三个研究组利用几乎完全一样的技术，证明了瘦素蛋白在肥鼠和正常老鼠中的减肥效果。

◇ 重组 DNA 技术

简单来说，就是利用人工方法合成、修改、剪接 DNA 分子，让微生物为我们生产各种蛋白质产品的技术。我们故事里的瘦素，以及本书中反复出现的各种大分子蛋白药物（例如胰岛素），都依赖于重组 DNA 技术。简单来说，如果我们想要在实验室和工厂里大规模生产瘦素蛋白，我们可以将编码瘦素蛋白的 DNA 提取出来，准确地插入细菌的基因组 DNA 中。细菌会误"以为"这段 DNA 就是自身的遗传物质，因此会严格的按照瘦素基因的指导制造出大量的瘦素蛋白来。1973 年，两位年轻的生物学家，斯坦福大学的斯坦利·科恩（Stanley Cohen）和加州大学旧金山分校的赫伯特·博尔（Herbert Boyer）合作发表了一篇学术论文，宣告了重组 DNA 技术的诞生。他们证明，利用限制性内切酶作为工具，可以将两种细菌的抗药性基因剪切并拼接在一起，从而让细菌同时生产两种抗药蛋白质，从而同时具备两种不同的抗药性。两个年轻人无意间操持起了上帝的活计：他们的实验证明，在狭小的实验室空间里，人类可以轻松地定向设计和改变一个生物体的遗传信息和蛋白质合成。在完成这一重要发现之后，博尔随后辞去教授职务，参与创立了生物技术领域的领头羊基因泰克公司（Genentech）。而科恩则一直留在斯坦福继续他的研究，并且在重组 DNA 技术的伦理和监管讨论中起到了重要作用。值得一提的是，1980 年诺贝尔化学奖授予对重组 DNA 技术同样有重要贡献的科学家保罗·伯格（Paul Berg），博尔和科恩遗憾地与诺奖失之交臂。

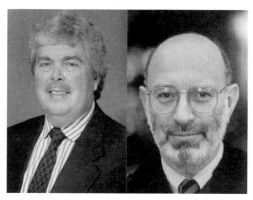

赫伯特·博尔（左）与斯坦利·科恩（右）

特别耐人寻味的是，这三个研究组无一例外均来自制药工业界：它们分别来自成立于 1876 年，因开发出小儿麻痹症疫苗以及胰岛素药物而载入史册的美国制药巨头礼来（Eli Lilly）；成立于 1896 年，以维生素药丸发家，当今在小分子药物、蛋白质药物和疾病诊断领域均雄视全球的瑞士公司罗氏（Hoffmann-La Roche）；成立于 1980 年，坐拥世界最大生物技术公司头衔的美国制药新锐安进（Amgen）。

科学早已不仅仅是欧洲贵族们茶余饭后的癖好和谈资，在今天这个时代，科学技术与资本和市场的结合前所未有的紧密。新的科学发现与技术进步，会在第一时间被资本的眼睛详细审视，并迅速转化为应用、产品、市场价值和资本回报。产业资本盯上瘦素的原因无比自然：一种有效的减肥药物将会带来多大的市场机会！

在弗里德曼实验室证明了瘦素蛋白的减肥效果——仅仅是对于小老鼠的减肥效果——之后仅仅数周内，安进公司就以迅雷不及掩耳之势从弗里德曼所在的洛克菲勒大学，获得了对瘦素蛋白继续开发和未来市场销售的权利。这笔交易价值 2000 万美元，创下了科研机构专利转让的成交纪录。然而资本市场对此的反应是：这笔买卖太划算了！仅消息宣布当天，安进公司的股票就大涨 6 亿美元。一个尚未通过任何人体实验验证的蛋白质分子，一天时间就为安进带来了 30 倍的投资回报。

◇ 美国安进公司

这家成立于 1980 年、并于 1983 年成功登陆纳斯达克的公司是全球生物技术产业的旗舰企业之一。1989 年，安进公司利用重组 DNA 技术推出了益比奥（Epogen），也就是重组人促红细胞生成素，用于治疗肾病和化疗导致的贫血。1991 年，安进公司利用重组 DNA 技术推出了另一种明星药物，治疗白细胞减少症的优保津（Neupogen，人重组粒细胞集落刺激因子）。两种药物的空前成功奠定了安进公司在重组 DNA 药物领域的巨无霸地位。简单来说，这两种药物的原理是很类似的：利用重组 DNA 技术，在实验室和工厂里大量制造一种人体自身能够合成的、但却在特定疾病条件下极端缺乏的蛋白质分子，然后将这种蛋白质分子注射到患者体内以治疗疾病。从这个角度理解，安进公司率先进军瘦素市场是有内在逻辑的。

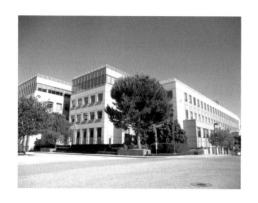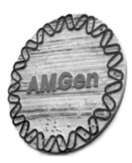

安进公司总部和安进公司的 logo

1996 年 2 月，安进公司宣布，重组瘦素蛋白用于肥胖症治疗的临床申请已经得到美国食品和药品管理局的批准，瘦素蛋白药物正式开始人体试验。

在美国，任何一个新药在进入市场销售之前，都必须接受设计严格的临床试验检验，并通过美国食品和药品管理局的严苛审查。尽管针对不同药物类型、不同疾病的具体要求有所不同，但一般来说，整个临床试验过程一般需要数年时间，耗费数亿乃至数十亿美元。

于是首先，165 名参与临床试验的健康人被随机分为两组，在医生与患者都不知情的情况下分别被注射了瘦素蛋白药物，或作为对照的安慰剂。这种被称为"双盲"的试验设计能够排除心理因素对医生或患者的潜移默化的影响，准确分析药物的真实效果。

1997 年 6 月，安进公司宣布一期临床试验胜利结束。在一期临床试验中，瘦素蛋白的安全性得到确认，更让安进公司感到欣慰的，是相当比例的健康人在注射瘦素后出现了明显的体重下降。安进带着无限美好的憧憬开始了第二期和第三期临床试验，在真正的肥胖症患者中测试瘦素蛋白的减肥效果。

两年后，1999 年 10 月，安进公司低调公开了瘦素临床试验的最终结果。尽管在新闻稿中安进仍试图强调瘦素蛋白在"特定人群"中取得了"显著的"减肥效果，但是媒体和投资人的反应说明了一切：安进股票大跌，人们哀叹用瘦素换回完美身材的希望就此破灭。在安进展示的数据中，人们看到，尽管肥胖症患者注射瘦素后确实出现了短时间的体重下降，但是该效果很快消失，患者体重持续反弹。更成问题的是，瘦素对预防和减轻肥胖症并发症毫无作用。

在数个徒劳无功的临床试验尝试之后，安进公司于 2006 年将瘦素蛋白相关的药物开发和销售权利出售给另一家生物技术公司安米林（Amylin）。

此后，安进再未涉足减肥类药物的开发工作。

2011 年 3 月，安米林公司宣布提前终止其瘦素蛋白相关产品的临床试验，瘦素减肥药的希望就此烟消云散。

一场长达 16 年的瘦素狂热就此落幕。

但是为什么呢？是什么让瘦素分子不再神奇？

瘦素还是那个来自科曼和弗里德曼、带着奇迹一路走来的瘦素。瘦素确实具有调控食欲和体重的功能。

甚至它作为药物的临床表现也毋庸置疑。

早在 1997 年夏天，在瘦素基因被发现后不到三年，剑桥大学的科学家在临床工作中发现了两名出现极端肥胖症状的儿童，而这两名儿童的家族中也不断出现类似症状。遗传学分析清晰地显示，这是一类由于人类瘦素基因被破坏导致的严重遗传病，因而得名"先天性瘦素缺陷症"。从某种程度上，罹患先天性瘦素缺陷症的患者与肥鼠的性状别无二致。瘦素对于人体的重要性得到了明确的证实。之后的几年，利用重组瘦素蛋白分子治疗这种先天性瘦素缺陷症的努力取得了毋庸置疑的成功。2002 年，大西洋两岸的剑桥大学和美国国立卫生研究院分别在两个独立进行的临床实验中证明，注射重组瘦素蛋白可以非常有效地治疗先天性瘦素缺陷症，患者的脂肪水平、肝功能、血脂水平、糖尿病症状等都得到了全面的控制。（图 2-5）

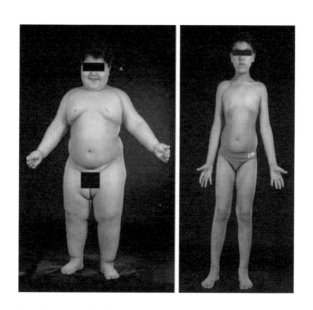

图 2-5　先天性瘦素缺陷症患者（左）及瘦素替代疗法的惊人效果（右）。可以看到，在注射瘦素药物 4 年之后，患者的体重从 3 岁时的 42 千克下降到 7 岁时的 32 千克，体型明显回归正常

　　既然如此，为什么一旦将瘦素疗法推广到更一般、更广泛的肥胖症群体，瘦素的神奇光环就立刻消失不见了呢？

　　必须说明，尽管瘦素缺陷会导致严重的肥胖，但是在广大的肥胖症患者群体中，真正由遗传缺陷导致的肥胖比例极低。在过去接近 20

年中，全球医学界也仅仅发现不到 20 例先天性瘦素缺陷症患者。我们身边绝大多数的肥胖症病例，都是在其复杂的内外因素共同作用下产生的。我们习以为常的现代生活方式——能量摄入太高、食用过量的"垃圾"食品、运动减少、压力过大和精神紧张等——在这中间起到了更重要的作用。

而这一切，隐隐指向一个名为"瘦素抵抗"的概念。

让我们再一次回顾一下瘦素在身体里的命运起伏。瘦素来自脂肪。因此当身体中的脂肪含量升高，瘦素的合成与分泌就会随之增强，随血液流通的瘦素分子数量因而上升。这些瘦素分子进入我们的大脑之后，能够精确地识别和结合瘦素受体分子，从而起到抑制食欲的作用。而食欲降低的长期效果，是身体脂肪含量下降，瘦素水平回归到较低水平。

换句话说，瘦素的最终作用在于降低自身的合成与分泌。在这个过程中，身体的能量摄入、脂肪含量和体重水平得到了维持。这个被称为"负反馈循环"的调节机制，能在进化史的绝大多数时间里把动物身体的体重和脂肪含量维持在一个合理的水平内。

◇ 负反馈循环

很容易想象，如上所指的负反馈循环能够天然地把某项指标维持在一个较为稳定的范围内。因此不难理解，在生命现象的各个侧面，负反馈循环被大量使用。比如说，和瘦素在体重维持中的作用类似，胰岛素对于血糖水平的维持至关重要。高水平的血糖能够促进胰岛素分泌，而血液中的胰岛素能够有效地降低血糖。如果胰岛素的分泌或者响应受到干扰，人体的血糖水平就可能异常升高，从而导致糖尿病（关于糖尿病的故事将在本书后面章节展开）。即便在生命现象之外，负反馈循环的身影仍然无处不在。比如说大家可能都知道的供求规律：在正常市场中某件商品的价格总是在一个范围内上下波动，而维持这一范围的正是负反馈循环。如果价格异常升高，就会刺激生产者扩大生产和供应，从而带来供求关系的逆转和价格的下降。

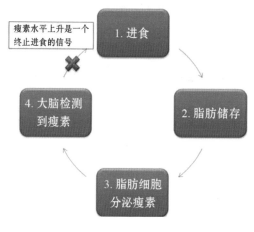

体重控制的负反馈循环

　　然而，一两百年来人类生活方式的变异程度，远远超过了我们自身进化适应环境的速度。仿佛一夜之间，食物短缺在各个工业国家成为了词典里的历史名词。现代工业用令人眼花缭乱的速度发明和生产着各种吸引我们味蕾的高热量高脂肪食物。无孔不入的市场宣传和营销让各种美味食物触手可及难以抵挡。而本需要通过运动消耗过剩能量的人们，又被牢牢钉在写字台或电脑屏幕前。

　　于是一个自瘦素蛋白出现起，数千万乃至数亿年中可能都从未出现过的现象发生了：被进化选择进入"吃货"模式的人体，开始长期稳定地过量摄入能量，开始长期稳定地储存过量的脂肪组织，而血液中的瘦素水平也因之长期保持在较高的水平。而随之产生的一个结果是，面对随血液汹涌而来的大量瘦素分子，人体对瘦素反而变得更迟钝了！目前瘦素抵抗的具体机制还并不十分清楚，大量的研究也在世界各地进行之中。不过一个合理的猜测是，瘦素抵抗也许是身体的某种自我保护机制，就像突然有电锯声在耳边嗡嗡作响，很多人会下意识捂紧双耳，防止噪声破坏我们的听觉。一个可以作为佐证的例子是，怀孕和哺乳期间的动物会出现瘦素抵抗现象。此时瘦素抵抗的作用显然是积极的：孕期和哺乳期的雌性对能量的需求显著增大，因此瘦素抵抗能让她们摆脱瘦素对食欲和体重的影响，更多地摄入和储存能量。

应该说，"瘦素抵抗"本身，是大自然给我们的礼物。

然而对于肥胖症患者来说，"瘦素抵抗"又是不折不扣的诅咒。从某种程度上，瘦素抵抗破坏了体重控制的负反馈循环，将身体导入了一个体重无限放大的正反馈循环中去：体重上升→瘦素上升→瘦素抵抗→食欲得不到抑制→体重继续上升。而对于肥胖症患者来说，也正是由于瘦素抵抗的存在，瘦素也就无法作为一种药物帮助减肥了。

也必须说明，在瘦素分子临床试验失败、"瘦素抵抗"被发现之后，科学家和药物开发者们并没有放弃瘦素。直到今天，他们仍在继续研究"瘦素抵抗"现象背后的机制，以期有一天能够根据这些机制设计出逆转瘦素抵抗、使肥胖症患者重返健康的方法。仅在目前，就有数个所谓"瘦素增敏药物"在制药公司的研发和临床管道中等待更严格的检验。如果说瘦素疗法更多的是扬汤止沸，那么瘦素增敏就有可能实现釜底抽薪的减肥效果。

2. 麻黄碱的故事：中药、毒品，还是减肥药

以瘦素为基础的减肥药物研发经历曲折，但人类不会停止追寻的步伐。

尽管天然的食欲抑制因子瘦素因为"瘦素抵抗"的存在失败了，

但是这条减少食物摄入的减肥思路并没有断。如果一种药物能让患者觉得没那么饿了或者很快就饱了，就可以降低总的食物摄入量，从而起到减轻体重的作用。

抑制食欲的减肥药物历史上出现过大约十种，目前仍然在市场上销售的仅有区区三四种。细细讲来，可是悲喜交加的好大一部传奇呢。

首先出场的角色是麻黄碱（ephedrine），从麻黄——一种传统中药中发现的化学物质。

麻黄的药用历史长达几千年。我们的老祖宗早在秦汉时期就已经记载，麻黄的茎煮汤，具有发汗散寒、宣肺平喘、利水消肿的功效。1885 年，受中国传统医药实践的启发，日本化学家长井长义提纯出了麻黄中的有效成分麻黄碱。随后的 1887 年，罗马尼亚化学家实现了麻黄素的人工合成。

◇ 传统药材和现代药物

麻黄汤和麻黄碱的区别，从某种意义上也是传统医学和现代医学的分野。和看起来稠乎乎的、根本不可能知道里面有多少种有毒或者有用的成分、于是只好用阴阳虚实君臣佐使这样的理论来指导用药的麻黄汤不同，有了一个确定的单一物质麻黄碱，科学家和医生们就可以仔细地去研究它可能的作用机制，甚至通过改造麻黄碱发明更新更好的药物了。来自麻黄的麻黄碱，来自黄连的黄连素（有抑菌作用、可治疗腹泻），来自柳树皮的水杨酸及其衍生出的阿司匹林，来自金鸡纳树树皮的奎宁（治疗疟疾），都是很好的例子。因此那些专注中医药现代化研究的中国科学家，像从传统中药材青蒿中提纯了抗疟疾药物青蒿素的屠呦呦先生，和从传统中药材常山中提纯出抗疟疾药物常山碱的张昌绍先生，尤其值得我们的尊敬。中国传统医学的未来不在固步自封，而在学习和进取。

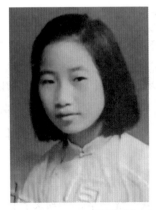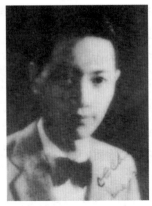

屠呦呦（左）与张昌绍（右）

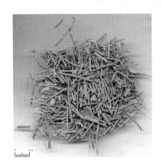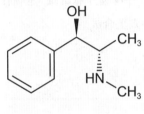

中药生麻黄（左）和麻黄碱的化学结构（右）

　　就这样，传统的麻黄汤变成了纯净的麻黄碱，并在短时间内被整个西方世界广泛用于治疗包括哮喘鼻塞在内的各种疾病。与此同时，基于麻黄碱的化学结构，化学家很快合成了一系列结构上非常相似的小分子化合物，为更广泛的药物筛选和开发铺平了道路。到了 1929年，美国化学家戈登·埃利斯（Gordon Alles）就开始实验各种麻黄碱类似物的药用功效。

　　埃利斯在动物身上的实验谈不上成功。实际上埃利斯根本不确定他应该关注动物的什么反应，因为鼻塞和哮喘都很难在动物身上模拟，他的实验几乎就是在盲目地观察注射了各种药物之后动物的反应而已。

于是最终埃利斯决定拿自己做实验。他细心地选了一种看起来挺有前途的化合物，给自己来了一针。

之后，埃利斯经历了魔幻般的一天，兴奋、幽默、精神亢奋、睡不着觉、满脑子胡思乱想。那种感觉大概就像是中了大奖吧：首先当然是药物本身的刺激作用，同时埃利斯觉得，自己大概是找到了一种能让人感觉"非常棒"的绝世好药。

于是在很短时间内，这种简称为安非他明（amphetamine/苯丙胺）的药物就成功上市销售并风靡全球。一开始制药公司还小心翼翼把它的药用范围限制在缓解鼻塞和哮喘——也就是麻黄碱原本的适应证范围里。不过很快，对安非他明的需求就刹不住车了：嗜睡症的患者用它来保持清醒，抑郁症的患者用它来改善情绪；甚至还有医生用它来治疗帕金森病！在正统的医学使用范围之外，考试前的学生们用它来保持精力复习功课，卡车司机们用它来在开夜车的时候保持注意力……举一个小例子就能说明那个年头安非他明的流行程度，在第二次世界大战的战场上浴血奋战的士兵们，不管属于同盟国阵营还是轴心国集团，都在广泛使用安非他明药片来保持自己的精气神儿和战斗力。

大家可能已经感觉到，麻黄碱的故事说到这里就开始有点味道不对了。原本用来治疗鼻塞感冒的药物似乎日渐脱离正轨，大有走上兴奋剂和毒品的不归路之势！果然，"二战"结束后上千万的士兵们解甲归田，带回了战争留下的各种各样的创伤，也带回了服用安非他明的风潮。在美国，提起安非他明和它更暴烈的表亲"冰毒"，人们就会想起黑社会、机车党、摇滚乐和反越战的学生大游行。

◇ 冰毒

学名甲基苯丙胺或甲基安非他明（methamphetamine），是一种人们耳熟能详的致幻类毒品。这种毒品的来头很大，它是1893年由麻黄碱的提纯者、日本人长井长义以麻黄碱为基础首次合成的。冰毒和麻黄碱的近亲关系也被不法之徒利用过。几年前有一条新闻惊爆了街头巷尾，从某天起老百姓买感冒药居然也要实名限购了，因为毒品贩子居然能用感冒药做原材料制备毒品！这条新闻的主角就是麻黄碱和冰毒。许多感冒药里含有微量的麻黄碱，能够起到缓解鼻塞等感冒症状的作用。毒品贩子就利用了这一点，购买大量的感冒药，从中提取出麻黄碱，再加以化学改造，制造出冰毒来。

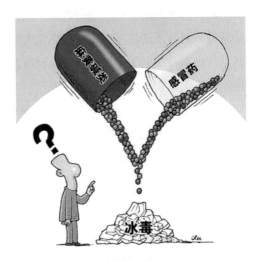

感冒药与冰毒

同样是在那段时间里，人们开始慢慢意识到，安非他明会产生严重依赖性和戒断反应，是一种需要严格管制的精神麻醉品。从20世纪60年代开始，世界各国开始收紧对安非他明的使用限制。但直到今天，全世界每天仍有数千万人沉醉于安非他明类药物的快感中，人数还超过了可卡因和鸦片类毒品的拥趸！

在这个从麻黄碱开始的故事里，安非他明的结局显然谈不上积极向上。

但所幸硬币总有它的两面。在安非他明的大流行中，目光敏锐的医生们还观察到了它在精神"效用"之外的一个意外作用：降低体重。在 1938 年，两位美国医生令人信服地证明，安非他明能够用来减肥：它能强有力地抑制实验狗的食欲，也有效地降低了受试人的体重。在安非他明一步步滑向毒品的无底深渊的时候，这项研究让它的命运峰回路转。

3. 绝望中寻找希望

当然研究还需要继续。

科学家和医生们手里有了这么一种化学物质，它有着确凿无疑的临床效用（减肥），但也有着难以避免的副作用（成瘾性）。怎么才能保留前者、去除后者呢？化学家的思路简单粗暴：改改改。简单来说就是，就像化学家们最初根据麻黄碱的结构改造出了安非他明一样，他们的后辈继续利用化学修饰改造安非他明的结构，试图找到一种安非他明的类似物（或者叫衍生物），在尽可能保持其减肥效用的同时，降低其成瘾性。

很快，一种名叫芬弗拉明（fenfluramine）的化学物质被合成了出来。20 世纪 70 年代，就在美国联邦政府把安非他明正式列入管制药物名单的同时，医生们证明芬弗拉明同样具备了抑制食欲和减肥的功效，却完全没有安非他明臭名昭著的成瘾性。

于是上帝在为安非他明关上大门的时候，为它的亲戚朋友们开了这么一扇小小的窗户。

但这扇窗确实开得很小很小。一方面，芬弗拉明的减肥效果差强人意，远没有安非他明来得那么强劲，而且一旦停药体重反弹很严重；另一方面，虽然没有成瘾的危险了，但是芬弗拉明的其他副作用要比安非他明强上不少，诸如恶心、焦虑、头痛等。于是这种 1973 年上市的减肥药一直卖得不怎么样。

直到 1992 年，罗切斯特大学教授迈克尔·温特劳布（Michael Weintraub）证明，如果把芬弗拉明和市场上另外一种同样表现平平的减肥药——芬特明（phentermine）——联合使用的时候，能够产生"1+1 远大于 2"的神奇效果。在临床实验中，平均体重 200 磅①的肥胖症患者在接受芬弗拉明 - 芬特明联合用药后平均瘦身约 30 磅，减肥效果达到了惊人的 15%（作为对比，芬弗拉明单独用药的效果只有区区 3%）。兴奋不已的温特劳布给这个药物组合起了一个响亮易记的名字——芬芬（fen-phen 一词也就是芬弗拉明和芬特明的缩写）。这个朗朗上口的词儿在之后的几年内响遍美国各地。在胖子们的热情达到最高潮的 1996 年，全美的医生开出了 1800 万张芬芬处方！

请先别急着上淘宝下订单。和安非他明的故事一样，芬芬的热潮早已烟消云散。

芬芬的神话被狙击在最高潮。1996—1997 年，在全美各地，有数以百计的服药者被发现患上了可能致命的心血管疾病（诸如瓣膜性心脏病和肺高血压）。这些案例让美国食品和药品管理局当机立断，在 1997 年将芬弗拉明强行退市（芬芬中的另一个成分芬特明倒是逃过一劫）。从麻黄碱和安非他明开始的故事，撞上了写满骷髅标志的警告牌，我们的故事似乎又一次走到尽头了。

◇ 减肥药的多舛命运

芬芬的退市成为美国医药历史上的一次重要的公共危机。1996 年 7 月，美国梅奥诊所的医生们报道了 24 例因服用芬芬导致的瓣膜性心脏病病例。美国食品和药品管理局立刻采取行动，要求全国的医生汇报类似病例。相似病

---

① 　1 磅 =0.453 千克。

例的总数很快上升到数百人。特别是一位名叫玛丽·林奈（Mary Linnen）的美国年轻女性在服用芬芬后死亡，震撼了全体美国人的神经。美国食品和药品管理局最终于 1997 年 9 月勒令芬芬退市。事实上，命运坎坷的减肥药可不止芬芬一种。另外一个著名的案例是 1997 年上市的食欲抑制药物西布曲明（sibutramine）。它同样因为健康原因在 2010 年前后被勒令退市。值得一提的是在中国市场上风靡一时的曲美胶囊的主要成分就是西布曲明。

不过和前几次历史转折不同的是，20 世纪 90 年代的科学家和药物开发者们，有了一些可以和上帝讨价还价的资本。

贯穿整个 20 世纪的生物学革命以前所未有的深度和广度揭示着人类身体里的那些本属于上帝独有的奥秘。我们开始知道，人类的大脑到底是怎么控制食欲、又是怎么失去了对食欲的控制的。各种成功或失败的减肥药物，又是怎么样发挥抑制食欲的功能的。于是在芬芬惨败的时候，科学家们其实已经大致知道，芬弗拉明是通过操纵大脑中一种名为 5- 羟色胺的神经信号分子发挥食欲控制功效的。5- 羟色胺是动物大脑中一种非常重要的神经信使，它在某些神经元里被合成和释放出来，随后在大脑中准确地定位到另外一群神经元表面，通过其表面的受体蛋白质分子调节这些神经元的活动，从而影响人类的许多高级神经活动，诸如情绪、睡眠和性行为。另外，现在市场上大多数抗抑郁药物，也是通过 5- 羟色胺系统发挥作用的。

而芬弗拉明之所以能够抑制食欲，是因为它能够激活一个特殊的 5- 羟色胺受体蛋白（名为 $5HT_{2c}R$）。忘了芬弗拉明吧，现在有了 $5HT_{2c}R$，我们就可以直接去寻找激活 5- 羟色胺信号的减肥物质了。

知道了这些信息，失去了芬弗拉明和芬芬就不是减肥药的末日了。化学家们可以在实验室里合成和检验成千上万的新化合物，只要它保证对 $5HT_{2c}R$ 受体蛋白的激活和对人体的安全性，新的减肥药物就能在芬弗拉明和芬芬的灰烬上凤凰涅槃了。这样的方法可以摆脱对安非他明或者芬弗拉明原始化学结构的依赖，要比在大量的试错中盲目寻找新的药物要省力和直接得多。

2012 年，饱受安非他明和芬芬的黑历史折磨的美国食品和药品管理局，终于在极端审慎的反复评估后，历史性地批准了一个全新的减肥药（Belviq，通用名氯卡色林/lorcaserin）。氯卡色林是美国食品和药品管理局自 1998 年之后批准上市的第一种减肥新药。足见在经历各种减肥药副作用的风波后，美国的监管机构变得何等小心和谨慎。

从化学结构上看（图 2-6），氯卡色林与安非他明和芬弗拉明相似程度并不高。但是在人脑的最深处，在控制食欲的那些神经细胞和神经网络里，这几种分子发挥功能的原理是非常接近的：都是通过（直接或者间接地）激活 5-羟色胺信号，特别是激活其受体分子 $5HT_2cR$，起到抑制食欲的功能。

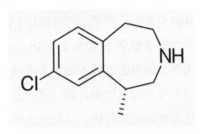

图 2-6　氯卡色林的化学结构

这段从麻黄碱到氯卡色林，历经数十年波折却也谈不上功德圆满的故事，是一个生物学基础研究和药物开发相互支持的绝佳案例。

药物开发和牟利的动力驱使了从麻黄碱到安非他明再到芬弗拉明的药物演化；而芬弗拉明的作用机制提示了 5-羟色胺系统在食欲控制中的重要作用，这一基础生物学的发展又反过来帮助我们开发了更新的减肥药物氯卡色林。如今，全世界仍有大量的实验室在深入研究 5-羟色胺系统和其他的神经信号系统如何精细调控了我们的胃口。因此沿着历史演进的逻辑，我们可以乐观地想象，未来会有更多的药物能帮助我们更好地控制食欲，控制体重，带着亿万年进化赐给我们的好胃口，更快乐地生活。

4. 有点尴尬的减肥胶囊

在一个多世纪的时间里，麻黄碱到氯卡色林的故事起起落落，牵动着全世界胖子们的心弦。相比而言下一个故事的主角就没有那么起眼了。

不光不起眼，甚至说起来还有点尴尬呢。

我们知道，为了减轻体重，除了减少摄入食物的总能量水平（这是氯卡色林的专长）之外，还可以试图减少身体对能量的吸收能力。换句话说，"吃货"们不需要刻意限制自己的好胃口了，我们如果能想出一个办法让吃进肚子的食物不怎么被消化和吸收，应该也能起到减少身体能量摄入、降低体重的效果。

本故事的主角就是这么一种药物。它的名字叫奥利司他（orlistat）。它能够通过抑制我们身体对营养物质的吸收从而起到减肥效果。而它发挥功能的地方是——小肠。

大家可能都知道，食物中的营养物质分子，例如淀粉、脂肪、蛋白质，大多数情况下并不能被小肠直接吸收。这其实也解释了为啥吃牛肉不会让你变成牛，吃蔬菜脸不会绿，吃转基因食品不会让你也转基因。比如说，淀粉是由许多个葡萄糖分子连结而成的大块头聚合物，而它在消化吸收过程中会被特定的人体消化机器——例如淀粉酶——切割成单个的葡萄糖分子，再通过小肠肠壁细胞运输进入人体内。蛋白质呢，则是由 20 种天然氨基酸按照特定顺序连结而成的聚合物，它需要在消化吸收过程中被分解成为单个氨基酸，或两三个氨基酸形成的小化合物，再被运输进入小肠细胞。这些被分解成为基本单元的糖和氨基酸分子进入人体细胞后，再在不同的组织和器官里被重新组装成为完整的生物大分子，成为我们身体的有机组成部分。

而脂肪的命运也差不多：食物中的脂肪分子主要是一种名为三酰甘油的物质。这类物质的化学结构有点像个三叉戟：一个甘油小分子上面拖着三条长长的脂肪酸链。在小肠里，三酰甘油也同样需要首先被脂肪酶切割分解，变成单个的脂肪酸分子和甘油分子，才能进入小肠细胞内。进入人体的脂肪酸和甘油之后可以再被重新组装成三酰甘油，并运往身体各处储藏和使用。

◇ 营养物质的吸收利用

在绝大多数情况下，来自食物的营养物质都要经历一个大分子 → 小分子 → 大分子的变化过程，才能被人体消化和吸收，成为人体的有机组成部分。

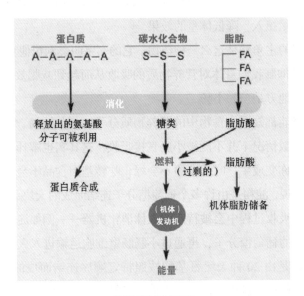

营养物质的吸收利用

因此，如果需要减少身体对能量的吸收，一个显而易见的办法就是破坏掉负责消化营养物质的酶：淀粉酶、蛋白酶、脂肪酶等。这样一来，食物中的营养物质就不能被消化分解，自然也就不能进入人体了。而奥利司他正是消化系统中脂肪酶的抑制剂。

服用奥利司他阻止了脂肪酶的工作，也就因此阻止了脂肪的分解和吸收。临床试验中，奥利司他能够减少 30% 左右的脂肪吸收，能让 30%~50% 的肥胖者减轻 5% 的体重。效果谈不上惊世骇俗，不过考虑到奥利司他相当不错的安全性，也算是为胖子们提供了一个平易近人的药物选择。1998 年，这个药物通过了临床试验的检验，开始在世界各地进入医疗应用，并曾经达到过每年上亿美元的销售额。事实上，在美国和欧洲市场，奥利司他还是唯一一种可以非处方购买的减肥药物。

可是为什么说它有点尴尬呢？

说起来好玩。因为奥利司他能有效阻止脂肪分子的分解，因此服用奥利司他的患者的粪便总是油腻腻的。甚至有时候油腻的大便会无法控制地排出，弄得内裤上屎迹斑斑。因此在不少新闻报道和患者自述里，提起这个让人又爱又恨的减肥药总会有点心情复杂。

不过无论如何，我们很难不感慨这么一种听起来简简单单、甚至有点尴尬的药物背后，需要多少科学研究的支持。我们需要清楚解析人体的整个消化系统，需要知道每种营养物质被消化和吸收的完整路径，也需要知道脂肪分子到底是被什么蛋白质所降解，又是如何被吸收进入小肠。这些背景知识可不是从石头里蹦出来的，一代代科研工作者默默的努力才让我们对自己的身体有了多一点、再多一点的了解。

而即便单看奥利司他本身的具体开发工作也意味深长。

奥利司他的工作原理其实并不难理解。和三酰甘油分子一样，奥利司他也有一条长长的脂肪链尾巴（图 2-7）。因此从某种程度上，奥利司他可以"迷惑"肠道里的脂肪酶，让它们误以为奥利司他其实就是天然的脂肪分子，从而结合上来准备一段一段切断分解。但是和脂肪分子不同的是，人工合成的奥利司他却完全不能够被脂肪酶切割，所以就像《射雕英雄传》中周伯通给鲨鱼嘴巴里顶的那根木棍一样，脂肪酶就只能大张着嘴巴再也下不了口。这样一来，脂肪酶就没有办

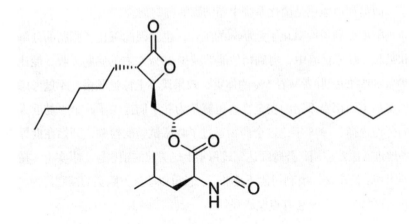

图 2-7 奥利司他的化学结构。注意它长长的碳氢尾巴

法脱身去分解切割其他的天然脂肪分子了。

但是如果时光倒转，让我们重走一次奥利司他的发现历程，事情就没有想象中那么顺理成章了。即便我们就是打定主意要"设计"一种模拟脂肪分子的药物，可以尝试的化学结构也有成千上万啊。我们怎么知道其中哪一种又高效、又稳定、又安全呢？

当时的药物开发者们的思路不是根据脂肪酶的特性去"设计"药物，而是从大量的候选分子中"筛选"药物。

1987 年，瑞士罗氏制药的科学家们希望能找到一个强效抑制脂肪酶的药物，这种药物，就像我们介绍的那样，有可能能够降低脂肪的消化吸收，从而治疗肥胖症。他们首先筛选了来自全世界各地的微生物（细菌、真菌、放线菌），发现了有两种放线菌的分泌物能够非常有效地抑制脂肪酶的活性。他们再接再厉，把这两种放线菌养了成百上千升，将培养液收集起来以后一步步地分离纯化，在实验记录中，罗氏公司的科学家们从 41 千克的放线菌菌丝中，最终纯化出 1.77 克尼泊司他汀（lipstatin）小分子，这是奥利司他的最初来源。

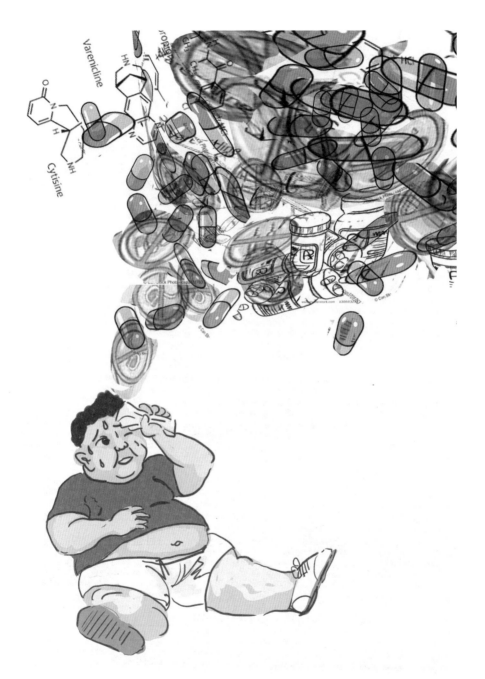

肥胖的苦恼　李可／绘

……不少新闻报道和患者自述里，提起这个让人又爱又恨的减肥药总会有点心情复杂。不过无论如何，我们很难不感慨这么一种听起来简简单单、甚至有点尴尬的药物背后，需要多少科学研究的支持。我们需要清楚解析人体的整个消化系统，需要知道每种营养物质被消化和吸收的完整路径，也需要知道脂肪分子到底是被什么蛋白质所降解，又是如何被吸收进入小肠。这些背景知识可不是从石头里蹦出来的，一代代科研工作者默默地努力才让我们对自己的身体有了多一点、再多一点的了解。

　　所以这种有点儿"尴尬"的减肥药，背后的科学可一点也不尴尬。从大方面说，它的开发原则是基于能量守恒定律，试图通过减少身体对能量的吸收实现减肥效果；从局部说，它的开发基于人类对消化系统的功能、特别是脂肪酶的功能的深刻理解。没有脂肪酶的发现，药物开发者们想要找到一种能够抑制脂肪吸收的药物就成了空中楼阁。

◇ 罗氏公司

这家成立于 1896 年、总部位于瑞士巴塞尔的公司在制药和临床诊断领域均具有无可撼动的业界领先地位。2014 年全公司有接近十万名雇员，总销售额达到 480 亿美元。严格说起来，奥利司他仅仅是这家巨无霸公司的牛刀小试而已。罗氏公司的明星药物包括治疗乳腺癌和结直肠癌的希罗达（Xeloda，通用名卡培他滨/capecitabine）、治疗乳腺癌的赫赛汀（Heceptin，通用名曲妥珠单抗/trastuzumab）、治疗流感的达菲（Tamiflu，通用名奥司他韦/oseltamivir）等。

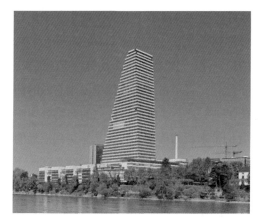
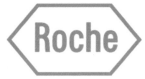

罗氏公司总部和罗氏公司的 logo

尼泊司他汀有相当不错的脂肪酶抑制能力。科学家们随后纯化出这个分子并解析了它的化学结构，这才立刻注意到它的长尾巴结构，并意识到它很可能是通过结合脂肪酶发挥抑制功能的。

但是有一个问题限制了尼泊司他汀的药用价值：这个分子在提纯后很容易分解，这样就没办法做成药片或者胶囊销售到世界各地了。好在罗氏的科学家们再接再厉，通过对尼泊司他汀化学结构的简单修改得到了效用类似、但是稳定得多的奥利司他。

　　所以这种有点儿"尴尬"的减肥药,背后的科学可一点也不尴尬。从大方面说,它的开发原则是基于能量守恒定律,试图通过减少身体对能量的吸收实现减肥效果;从局部说,它的开发基于人类对消化系统的功能、特别是脂肪酶的功能的深刻理解。没有脂肪酶的发现,药物开发者们想要找到一种能够抑制脂肪吸收的药物就成了空中楼阁。

　　而从技术层面讲呢,这么个不起眼的减肥药,代表的几乎是小分子制药行业的行业标准和最高水平!为了开发某种药物,首先找到我们希望人为激活或抑制的特定蛋白质分子(又叫做"靶点",这里的靶点就是脂肪酶);之后再尽可能地试验成千上万的候选小分子化合物,从中找到能够有效激活或抑制靶点蛋白的小分子(尼泊司他汀);最后再结合我们对药物分子的稳定性、可溶性、安全性等特点的需求,通过化学手段进一步修改分子结构,直至得到在人体中安全有效的药物(奥利司他)。这一套流程直到今天仍然在世界各地的药物公司中昼夜不停地运转着,继续为我们带来新的药物,对抗从感冒到癌症的许多疾病。

5. 燃烧吧,棕色脂肪!

　　好了,上面的两个故事,一个针对的是食物摄入,一个针对的是营养的吸收,严格来说都是通过减少能量的摄入来实现减肥的。不过请别忘了,我们还有一个减肥的可能思路没有好好探索呢:增强新陈代谢中的消耗。

　　顺便说一句,这也是我觉得最有前途的一个减肥药物的发展方向。

　　前面我们讲到的所有减肥药物,再加上严格的节食和运动,能让患者有 3%~5% 的减重就已经是挺了不得了。这个难以令人满意的数字背后的原因还是在于,吃东西、大量地吃、吃好吃的东西乃是"吃货"们根深蒂固的本能行为。单纯在能量摄入这个角度做文章,很难靠一两种药物彻底压制这种根深蒂固的"吃货"本能，很容易就让人进入"不吃"→"饥饿"→"大量进食"死循环模式，那么肥胖症患者最怕听到的词儿"体重反弹"，也就难以避免。

而"增加新陈代谢中的能量消耗"，听起来似乎就不太会有这么一种"硬约束"了。我们可以参考一下体力活动中的能量消耗，一个高强度训练的运动员每天消耗的能量数倍乃至十数倍于一个每天长时间伏案工作的人。以此类推，人体的基础新陈代谢活动如果可以显著增强，那么减肥效果应该是立竿见影的。

不过必须事先澄清，新陈代谢活动所消耗的能量，主要是用来维持体温、促进血液循环、帮助组织生长和修复、实现各种细胞的基本功能，例如合成新的蛋白质、降解坏掉的蛋白、运输各种营养和能量分子等。这里面的大多数过程都时时刻刻被无比精确地调节着，稍微偏离正轨都是要出大乱子的。比如要是猛一下子提高了体温，破坏了大脑温度控制中枢的正常功能，那么可能后果就是难以抑制的高烧；要是不小心促进了细胞分裂，可能后果就是疯狂的细胞增殖和癌症；不小心加速了血液循环，那我们的小心脏能不能承受得了也是个问题。

所以如果真的希望通过促进新陈代谢活动消耗多余的能量，我们也不能找这些受精密调控、有着重要生理功能的地方入手。不过所幸，人体里似乎还是有种东西是相对安全的：它看起来唯一的功能就是进行高强度的新陈代谢、消耗能量。

这种东西叫做棕色脂肪。

棕色脂肪是相对我们上文中反复涉及的白色脂肪而言的。白色脂肪组织就是我们常说的"肥肉"。一个健康的成年人大约有十几千克的白色脂肪组织。它们最主要的功能就是储存大量的脂肪分子，为身体储备紧急状态下所需的能量。当然在瘦素的故事里，大家也能看到，白色脂肪并不仅仅是惰性的、无用的甚至是有害的赘肉，它能够通过分泌包括瘦素在内的各种信号分子，积极地参与身体的代谢中去。

而相比白色脂肪细胞，棕色脂肪细胞无论从发育来源、细胞形态还是生理功能上都有本质的差异。它的内部大量囤积了一种叫做线粒体的细胞机器。这种细胞机器带有大量的铁离子，从而让棕色脂肪呈现出深棕的色泽。既然名字里还是有脂肪二字，这些棕色脂肪细胞里当然也有富含脂肪分子的脂滴（只不过要小一些、多一些）。但是特别有趣的是，和白色脂肪的功能恰恰相反，棕色脂肪的功能不是存储脂肪，而是燃烧和消耗脂肪！（图 2-8）

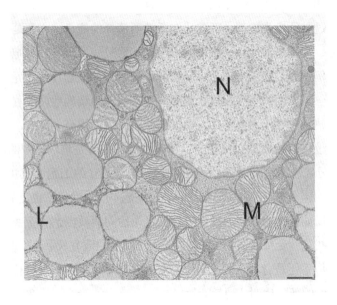

图 2-8　电子显微镜下的棕色脂肪细胞。细胞内那个很大的圆形结构是细胞核（N），那些较小的、内部均一的结构是小脂滴(L)，而数量众多的、内部呈现片层结构的圆球就是线粒体(M)。可以看得出，棕色脂肪细胞几乎都被线粒体占据了。线粒体是我们身体细胞的能量工厂，能够通过生化反应产生能量分子三磷酸腺苷，从而为细胞内的各种新陈代谢活动供能，与此同时也会产生部分无法再利用的热量。然而在棕色脂肪细胞中，线粒体活动不产生三磷酸腺苷，所有的能量都全力以赴地用来生产热量——这个原本的线粒体工厂的副产品

早在 20 世纪初，科学家们就已经在各种各样的哺乳动物体内发现了这种深颜色的脂肪组织，并且证明了这种组织的功能就是为身体产热：在寒冷的环境里，棕色脂肪细胞疯狂工作，将大量的脂肪分子投入线粒体中的化学反应炉，燃烧脂肪产生热量。但人类身体里是否存在棕色脂肪，以及这些组织对人体有什么用处，一直以来我们却不太清楚。直到 1972 年，爱尔兰科学家朱丽叶·西顿（Juliet Heaton）才利用人类尸体标本，仔细观察了人类棕色脂肪的分布和数量。她展示了强有力的证据说明，人类尸体中也存在着类似的棕色脂肪。她特别注意到，新生婴儿体内广泛分布着棕色脂肪组织，其功能可能是为体温调节功能尚不完善的婴儿供暖，这大概是传说中婴儿不怕冷的科学依据——爸爸妈妈们确实不需要给宝宝们裹太多的衣服，他们都是自带产热功能的！（图 2-9）

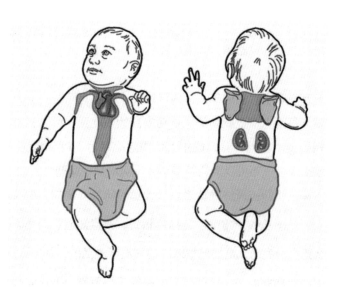

图 2-9 婴儿体内棕色脂肪组织的分布

到了 2009 年，三个实验室同时发表论文，利用新型成像技术——PET-CT(正电子发射计算机断层扫描)——在健康的成年人体内实时检测到了棕色脂肪的活动。活着的成年人身体里是否存在棕色脂肪的问题才就此一锤定音。(图 2-10)

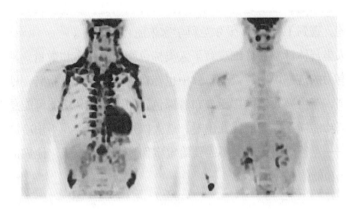

图 2-10　PET-CT 成像下，成年人体内的棕色脂肪。左图为 16 摄氏度的环境温度，右图为 25 摄氏度的环境温度。可以看出，低温显著激活了棕色脂肪

可千万不要小看了成年人体内区区几十克棕色脂肪。全力以赴工作的时候，每千克棕色脂肪的燃烧功率高达 500 瓦，可以和家里用的微波炉相媲美。根据计算，成年人体内这么区区 50 克棕色脂肪如果保持高效工作，一年可以消耗掉多达 4 千克的白色脂肪！

人体棕色脂肪被最终确认之后，大量的研究立刻如火如荼地开展起来。人们试图从各个角度理解棕色脂肪，希望知道它们是怎么产生的，怎么死亡消失的，是如何被寒冷的气温所激活的，是怎么产热的，又是如何消耗脂肪的……这些研究的路径千差万别，但目的却相当单纯：找到一个办法增加或者激活人体中的棕色脂肪，让棕色脂肪帮助我们燃烧更多的能量，消耗身体里多余的赘肉。

那么怎么才能让"棕色脂肪"知道它得开始工作，要开始燃烧了呢？我们可以从外界刺激开始研究。早在棕色脂肪被发现之初，人们就意识到寒冷的环境能够快速启动棕色脂肪的产热功能。几年前，日本和澳大利亚的科学家们甚至拿活人做了实验，发现把人关在寒冷的房间里，每天几个钟头，确实可以有效地激活棕色脂肪的活动。

这背后的机制是什么呢？要知道，包括人在内的哺乳动物都是恒温动物。只要动物不被冻死或者冷得快要冻死，体温总是恒定在一个范围内，是很难被环境温度所改变的。那么深藏在动物身体"里面"的棕色脂肪组织，又是怎么知道现在"外面"很寒冷呢？

很快大家发现，在显微镜下的棕色脂肪组织切片上总是连着一些神经细胞的末梢，后来大家知道这些神经末梢属于身体的交感神经系统。这样一来问题就基本清楚了，当环境温度下降时，位于皮肤深层的感觉神经首先感觉到了寒冷，之后利用神经信号将这一信息传导给了大脑深处位于下丘脑的温度调节中枢，从而让大脑"感觉"到了寒冷。之后，这一中枢再继续将温度信息传递给了交感神经系统，从而间接地把体感温度"通知"了棕色脂肪：外面冰天雪地的，你可以开始工作供暖了。

这些信息提示我们，如果我们能够发明一种药物，模拟交感神经系统的"通知"信号，就能够直接激活棕色脂肪，这样一来人就不需要忍受严寒也可以燃烧脂肪了。而更妙的是，交感神经系统的"通知"信号其实人们早就知道了——就是两种小分子化学物质：肾上腺素和去甲肾上腺素。与此相对应的，在棕色脂肪细胞的表面富集着一种特殊的肾上腺素受体蛋白（简称 β3-AR）。因此理论上说，只要能发明一种药物，特异性地激活这种特殊的肾上腺素受体蛋白，应该就能够模拟寒冷"信号"，让人体燃烧脂肪了。

2015 年 1 月，美国哈佛医学院的科学家们证明，一种名为米拉贝隆（mirabegron）的药物能够显著激活健康人体内棕色脂肪的活动。服用米拉贝隆之后，每个健康男性每天平均多消耗了两百多卡的能量。这其实是一个不错的开端，预示着未来也许我们可以设计更好的药物，更有效、更安全地激活我们身体里的棕色脂肪，提高身体的新陈代谢活动，从而燃烧脂肪，降低体重。

当然，科学家们挑了米拉贝隆这个药来做实验可不是单纯的误打误撞。米拉贝隆其实是 2012 年上市的一种药物，用于治疗膀胱过度活动症（也就是俗称的尿频和尿失禁）。更重要的是，它本身就是一个肾上腺素受体 β3-AR 的特异性激活剂！

◇ 老药新用

米拉贝隆治疗肥胖症的研究，是老药新用的又一个精彩案例。在医学史上，有许多经典药物被不断地发掘出全新的临床用途。比如上市超过百年的阿司匹林，原初用途是止痛退烧。但在临床使用中逐渐发现其也有很好的抑制血小板凝集、预防血栓和心肌梗死的效用。特别是在 20 世纪 70—80 年代，人们逐渐开始理解阿司匹林是通过抑制前列腺素生成，实现止痛退烧和预防血栓的双重功能的。因此在 20 世纪末，阿司匹林的这一全新用途正式进入了药品说明书和各国的临床指南。沙利度胺（thalidomide）是另一个老药新用的经典案例。这种药物在 20 世纪 50 年代曾作为抗妊娠反应药物在欧洲和日本广泛使用，其副作用导致孕妇流产率和畸形胎儿数量大幅上升（畸形婴儿往往上肢短小，被称为海豹肢），从而很快被勒令退市。但是近年来发现沙利度胺对红斑狼疮和某些癌症有很好的治疗效果，这种曾经千夫所指的药物又一次焕发了新生命。值得指出的是，老药新用的基础往往是人们对于疾病发病机制和药物作用机制的更深理解，当然很多时候也需要一点点好运气。

　　说起来有趣，名叫 β3-AR 的肾上腺素受体除了在棕色脂肪细胞里大量存在之外，也富集在控制膀胱活动的肌肉里，并且参与调节了膀胱的收缩和舒张。换句话说，控制棕色脂肪燃烧和调节膀胱活动的"信号"恰巧是同一个。这个巧合被好眼光的科学家们移花接木到肥胖症的治疗里来了。米拉贝隆本身也许并不能直接被用来当做肥胖症药物（我们必须考虑到它调节排尿活动的"副"作用）。但是米拉贝隆的"意外"疗效，至少说明通过肾上腺素系统来模拟寒冷"信号"，促进棕色脂肪的燃烧，从而提高人体的新陈代谢活动，是一种值得探索的减肥新途径。

　　那么其他途径呢？我们能不能用药物模拟棕色脂肪细胞的诞生环境，让机体生成更多的棕色脂肪细胞？我们能不能促进白色脂肪向棕色脂肪转变？或者阻止它们的衰老和死亡？甚至，能不能干脆在试管里人工催生更多的脂肪细胞，再通过外科手术直接为人体移植更多的棕色脂肪？至少，米拉贝隆的故事给了我们不少信心，让我们相信，这些方法也许能够在不久的未来带给我们更好的减肥药物。

　　从两只不知道为什么那么胖的小老鼠到瘦素分子的发现，从麻黄汤到减肥药氯卡色林，从存储能量的白色脂肪到燃烧能量的棕色脂肪……从这些故事里，我相信你们能看到科学发现步步前行的坚实足迹。我相信，关于我们身体里的脂肪，还有更多的秘密等待着发掘和探索。

　　而这些仍在迷雾之中、却终有一天会被人类智慧所照亮的奥秘，也一定会帮助我们更好地了解自己的身体，更好地照顾自己的身体。

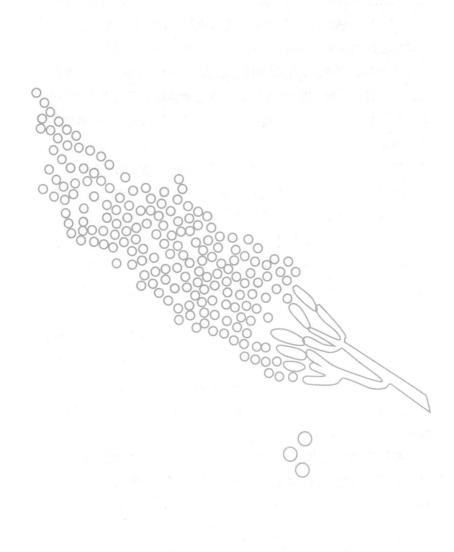

第三章
血管里的脂肪

　　如果有过量的脂肪堆积在我们的肚子上或者胳膊腿上，我们会立刻意识到，太胖了，要开始注意自己的饮食和运动了。但是过量的脂肪也会积累在我们看不见的地方，比如我们的血管里，从而导致一种沉默的疾病——高血脂。血管中过量的脂肪堆积会导致动脉粥样硬化（图3-1），从而诱发包括组织缺血、心脏病和脑卒中在内的各种心脑血管疾病。这是一种让你根本无从察觉、只能利用实验室检验技术加以识别的疾病；这也是一种可以在长达几十年的时间里悄无声息、却也可以在几分钟内带来永久性的伤痛乃至死亡的疾病。在这一章里，让我们聊聊血管里的脂肪，聊聊这些脂肪的由来和危害，聊聊那些能够有效治疗高脂血症的药物，也聊聊这些知识背后的科学家和他们的传奇故事。

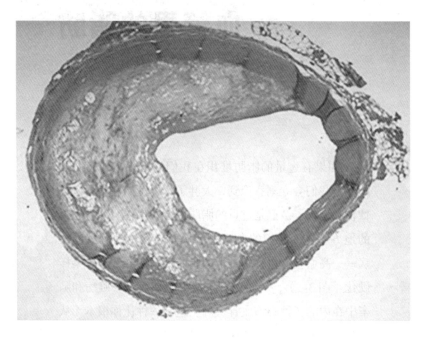

图 3-1　显微镜下发生动脉粥样硬化的血管。图片当中白色的空腔就是血管，可以清晰地看到，血管内壁左侧出现了巨大的血管斑块，这种斑块的形成是血管里脂肪水平过高的直接结果。这种由脂肪分子、免疫细胞和肌肉细胞组成的复杂组织，可以在数十年的时间里缓慢地堆积增大，进而影响到血管壁的弹性（这也是"动脉硬化"一词的由来）和血管的供血能力。而血管斑块如果突然移动或破裂，则可能产生危及生命的心脏病和脑卒中

一 | 胆固醇的前世今生

1. 沉默的杀手高血脂

在上一个章节里，我们已经聊过了肥胖症——一种与现代生活方式如影随形的疾病。而在工业革命对人类健康的全方位挑战中，我们面临的绝不仅仅只是肥胖这一个问题。

大家大概都对"高血脂"这个名词不陌生。这种没有什么明显临床症状、大多数时候只能依靠各种实验室检验技术才能确定的疾病，已经伴随着中国工业化的进程慢慢从王谢堂前走向寻常百姓，从中心城市走向集镇农村，从高冷的医学名词变成了大众流行语。而更值得警惕的是，历史的经验告诉我们，高血脂及其可能导致的诸如动脉硬化、心脏病、脑卒中等各种心脑血管疾病，将会宿命般长期而深刻地影响每个普通中国人的生活。

作为后发展的工业国，我们可以借鉴美国的经验。

如果跨越百年光阴，比较美国 1900 年和 2010 年之间疾病版图的变迁，我们会发现许多深刻的变化，它们或许会帮助我们预测中国人未来将要面对的健康挑战。

透过美国的数据我们可以看到，一个多世纪前人们束手无策的许多致命疾病，已经被成功地封印在实验室或教科书里。肺结核的病死率从每 10 万人接近 200 人降低到不到 1 人；消化道感染的每 10 万人病死率也从上百人降低到寥寥几人。总体而言，在 20 世纪初的美国，感染性疾病是第一大死因，接近一半的死亡要归咎于感染性疾病。而到今天，多谢抗生素和各种疫苗的发明、社会公共卫生系统的发展和社会动员力量的增强，仅有不到 3% 的死者可归咎于感染性疾病。

而与之形成鲜明对比的是，百年间死于心脑血管疾病的人数始终在缓慢上升，从每 10 万人中不到 150 人上升至约 200 人。这一比例甚至超越了癌症，成为当代美国当之无愧的疾病之王。

当然，我们必须承认，心脑血管疾病版图扩张的首要原因其实是人均寿命的延长。换句话说，是科学、临床医学和社会组织力量的进化，使得许多可能在一百年前会因为感染性疾病和意外事故早逝的人，今天可以安全地活到罹患心脑血管疾病的年纪——对于早逝的人们来说，心脑血管疾病反而是一种奢侈品。但是这个变化本身就雄辩地说明，随着社会发展程度的提高，未来的中国人也极有可能像今天的美国人一样，面临着心脑血管病的长期挑战和困扰。

事实上，中国卫生部的数据也清楚显示，出现高血脂问题的中国人可能已经超过一亿人，发病率已经在迅速逼近发达国家的水平。而高血脂引发的心脑血管疾病，也已经成为威胁现代中国人健康和生命的头号杀手。

在这些疾病的阴影下，许多生于困难年代的中国人在终于庆幸可以不再挨饿、不再需要为明天一家老小的口粮担忧之后没多久，就不得不开始面对一个严酷的现实：吃饱肚子，真的只是走向健康生活的第一步而已。他们不得不开始艰难地改变着自己形成于饥饿年代的顽固生活习惯，时刻提醒自己少吃主食、少吃油腻、减少糖盐摄入、控制饮食总量、增加规律的体育运动，而这一切都并不容易。别忘了，我们的"吃货"身体，本来就是为食物短缺的环境准备的！在进化历史的绝大多数时间，贪吃多吃这样的"吃货"本能，不光不是缺陷，反而是动物生存和繁衍的巨大优势。

其实，这些年来在报纸上、网络上、微信上流传的各种各样的健康生活"偏方""秘诀""小窍门"恰如其分地反映了中国人的集体焦虑：面对医生和各路专家口中的生涩医学名词，面对这些近乎颠覆价值观的健康生活习惯，我该相信什么？我该怎么办？有没有简单的、能让我听得懂记得住的方法，能够一劳永逸的解决困扰我健康的问题？

遗憾的是，至少到今天为止，科学家们和医生们对这些问题并没有得到芝麻开门式的、通俗易记、一劳永逸，而且费用低廉的解决方案。从某种程度上，这也更进一步加重了我们对自身健康的集体焦虑，并助长了各种似是而非甚至是谋财害命的信息的扩散。

于是，我想和大家好好聊聊这些疾病背后的科学。到底什么是高血脂？为什么高血脂如此危险？面对五花八门的防病治病"窍门""秘方"，我们怎样才能擦亮眼睛？

我们通常所说的高血脂，学名叫做高脂血症。如果说我们之前聊过的肥胖症可以理解成是脂肪在身体各个器官过度堆积导致的疾病，那么高血脂就是我们的血管中脂肪含量过高所产生的疾病（图3-2）。绝大多数高脂血症患者的发病与其后天生活环境有密切的关系。实际上，两种由过量脂肪导致的疾病——肥胖症和高血脂——之间还有着密切的联系。大量的流行病学分析告诉我们，肥胖症和高血脂往往如影随形同时出现：体重超重的人更容易出现高血脂，而高血脂人群

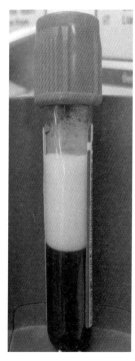

图3-2 高血脂患者的血液样品。可以看到，稍加沉淀后，大量密度较低的黄色脂肪漂浮在红色血浆的上方

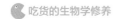

出现肥胖症的概率也更高。

血液中脂肪过多，会有什么后果呢？

可以想象一下携带了泥沙的河水。就像泥沙能够迟滞河水的流动、能够淤积在河床的底部，血管中流动的脂肪也会减慢血液在血管中的流动速度，而血液中的脂肪颗粒也会在血管壁上逐渐聚集和沉淀，阻碍血液的顺畅流通。如果脂肪沉淀仅仅是偶然出现的，我们身体的免疫细胞会准确地定位到这些沉淀，并通过细胞的吞噬作用清理掉它们。然而如果血管中长期、过量地出现脂肪沉积，我们的免疫系统就力所不逮了。更要命的是，当沉积的脂肪颗粒远远超过了免疫细胞的处理速度时，前来清理的免疫细胞会大量破裂死亡，残存的免疫细胞碎片反而会起到固定脂肪颗粒的作用。如此滚雪球般的后果就是，围绕脂肪颗粒逐渐积累起了柔软而坚韧的蛋白质网络，甚至还包裹上了一层厚厚的肌肉细胞，就像血管内生了老茧一样将血管逐渐变得狭窄闭塞。与此同时，为了适应逐渐变得狭窄和拥挤的血管，血管壁的肌肉会不断地扩张，让血浆和各种血液细胞能够顺利通过。一方面生了厚厚的老茧，一方面又被拼命地扩张绷紧，双管齐下的后果就是血管壁的"弹性"变得很差，一种名为"动脉粥样硬化"的疾病就此产生了。

这是高血脂的第一个直接后果。

高血脂是沉默的杀手。血管斑块的形成往往需要几年甚至几十年的时间，它们会在青少年时期就开始形成，但是可能人过中年才会开始逐渐引发各种能够为人所察觉的临床症状。结构较为稳定的血管斑块会长期影响人体的局部血液循环，造成供血不足和相应组织缺血。而那些不太稳定的血管斑块就更加凶险：它们一旦破损，斑块内大量的内容物（主要是脂肪分子、蛋白质等）就会泄漏出来，引发血小板的聚集和凝结，在极短的时间里形成血栓，阻塞血液的流通。

我们知道，直径仅有几微米的血管为我们的全身组织持续地运输着氧气和养料。因此一个肉眼不可见的微小血栓就可以彻底阻塞整条血管，在数分钟内彻底杀死相邻的组织和细胞。如果为心脏供血的冠状动脉出现了粥样硬化和血栓，将会诱发臭名昭著的冠心病——这种疾病在全世界每年杀死超过七百万人。而如果为脑部供血的血管出现阻塞，其后果就是每年在全世界带走超过六百万条生命的脑卒中。

更要命的是，从血脂异常升高到动脉粥样硬化，再到出现真正的血管阻塞和各种心脑血管疾病，其周期可能长达几年甚至几十年。在很多时候，在冠心病或脑卒中出现、带走我们的健康和生命之前一秒，我们都还完全没有感觉到自己的身体里隐藏着数不清的、肉眼难以察觉的隐形杀手。

不过，我们并没有必要悲观绝望。就像每个硬币都有两面，仿佛在为人类过去几个世纪的工业化成就高唱挽歌的"富贵病""现代病"高血脂，其实从某种程度上也能折射出生物医学研究和制药工业的光辉成就。

在超过半个世纪的不懈努力之后，我们对脂肪分子在身体内的整部生命史都了如指掌。我们知道食物中的脂肪如何被消化系统分解吸收，知道它们如何被运输到身体各个器官进行处理、存储和利用，我们也知道身体里储藏的脂肪分子如何被合成和降解。大规模流行病学的研究为我们清晰描绘了高血脂的风险因素，帮助我们更好地规划自己的生活方式。而与之相呼应的，种类繁多的降血脂药物在过去数十年的临床实践中，在降低血脂、预防和治疗各种心脑血管疾病方面取得了令人骄傲的成就。而随着科学研究的深入，更新更有效的高血脂治疗药物也已经呼之欲出。

围绕高血脂这个沉默的杀手，人类在认识自身奥秘和改善自身健康的道路上走出一条漂亮的螺旋上升曲线。

就让我们讲讲这背后的科学故事吧。

2. 双面胆固醇

既然在说高血脂，故事的主角当然就是血管里的脂肪了。

首先得澄清一个常见的误解。我们血管里的脂肪分子可不是简简单单的就那么溶解在血液里然后流向全身的。有点生活经验的人都知道油水不相容，高度疏水性的脂肪分子是不能溶解在血液里的。再加上脂肪的密度要明显低于水，因此真要是把脂肪分子简单地加到血液里，流不了多久脂肪就会分层并且漂浮在血液上方，像是一杯开水上漂浮的一层油。因此在人体里，脂肪分子的运输是通过一种叫做"载脂蛋白"（lipoprotein）的交通工具实现的。载脂蛋白就像是血液中运载脂肪的潜水艇。潜水艇的外观是直径几十纳米的小圆球，潜水艇的外壳是蛋白质分子和磷脂分子聚合而成的，而每艘潜水艇的内部可以装载大约几千个脂肪分子。借用这种微型交通工具，脂肪分子可以方便快捷地穿行在身体的各个器官之间。

◇ 载脂蛋白——血液里的微型潜水艇

就像它的名字所提示，载脂蛋白就是运载脂肪穿行在血液中的交通工具。载脂蛋白从大到小，可以粗略分为直径上百纳米的乳糜微粒（chylomicron），直径 30~80 纳米的极低密度脂蛋白（very-low-density lipoproteins，VLDL）、直径 25~50 纳米的中间密度脂蛋白（intermediate-density lipoproteins，IDL）、直径 18~28 纳米的低密度脂蛋白（low-density lipoproteins，LDL）和直径 5~15 纳米的高密度脂蛋白（high-density lipoproteins，HDL）。为什么直径越大密度越低？原因也很简单：直径越大的脂蛋白能装载的脂肪分子越多，而脂肪分子的密度是要小于水的。在这几类脂蛋白里，极低密度脂蛋白主要是用来装载三酰甘油的，它帮助把肝脏合成的三酰甘油运输到脂肪组织存储起来。而低密度脂蛋白与高密度脂蛋白的主要乘客则是另一种脂肪分子胆固醇。值得注意的是，几类脂蛋白之间可以快速地相互转换。比如极低密度脂蛋白在三酰甘油乘客离开之后，就会变成低密度脂蛋白重新回到肝脏，接送新的乘客。而高密度脂蛋白可以在血管里"检漏"从低密度脂蛋白那里掉队的胆固醇乘客。顺便说一句，当我们在讲血液里的脂肪的时候，我们大多数时候说的其实是所有被载脂蛋白所装载的脂肪分子。

载脂蛋白潜水艇的乘客，主要是两种脂肪分子：三酰甘油和胆固醇。在上一章肥胖症的故事里我们已经讲到过三酰甘油，这种长相有点像三叉戟的脂肪分子是人体最重要的能量储备。正常情况下，每位成年人身体里都会储存几千克乃至十几千克的三酰甘油。因此三酰甘油的运输是顺理成章的事情：这种能量分子时而需要被运送到脂肪细胞里存储起来，时而需要离开脂肪细胞、为身体各个器官提供能量。

而这个胆固醇又是干什么的呢？它为什么也要一刻不停地穿行在血管里呢？

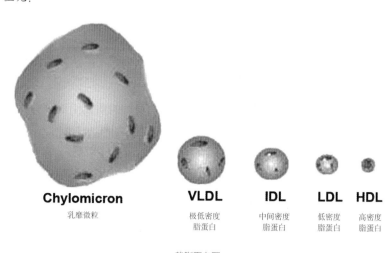

Chylomicron
乳糜微粒

VLDL
极低密度
脂蛋白

IDL
中间密度
脂蛋白

LDL
低密度
脂蛋白

HDL
高密度
脂蛋白

载脂蛋白图

这个话题说起来，带着点历史的奇妙转折。

在今天的生活里，胆固醇这个词甚至天然的就带有某种贬义色彩。

说到胆固醇，人们普遍关心的话题主要是胆固醇为什么太高、胆固醇高了怎么办、吃什么可以降低胆固醇，换句话说，胆固醇似乎是一种人们希望避免的坏东西。（图 3-3 ）

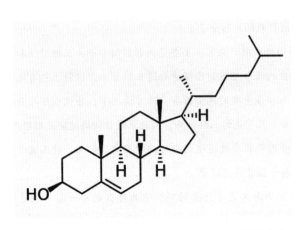

图 3-3　胆固醇的化学结构式：既是生命所必需，又是健康的杀手

　　然而有趣的是，在百年前的欧洲大陆，人们的主流认知居然正好相反。

　　那个时候，人们已经知道胆固醇是我们身体的重要组成部分，是人体维持良好功能的关键要素之一。于是科学家和医生们建议，保持一定量的胆固醇摄取对身体健康非常重要。如果你是一个素食主义者（注意：植物中胆固醇含量很低），你的家庭医生和亲朋好友可能还会好心地建议你定期服用胆固醇药丸以保证身体健康！

　　事实上，"胆固醇"（cholesterol）这个名字的来历就从某种程度上反映了这种认知。18 世纪中叶，一名法国医生从患者的胆结石中提取和发现了胆固醇这种物质。很快人们意识到胆固醇分子正是胆汁合成的重要原材料——换句话说，胆固醇对消化系统的功能非常重要。而胆固醇这个名词本身就描述了一种对于"胆"（chole-）非常重要的"固

好坏 "潜水艇" 李可 / 绘

在人体里，脂肪分子的运输是通过一种叫做"载脂蛋白"（lipoprotein）的交通工具实现的。载脂蛋白就像是血液中运载脂肪的潜水艇。潜水艇的外观是直径几十纳米的小圆球，潜水艇的外壳是蛋白质分子和磷脂分子聚合而成的，而每艘潜水艇的内部可以装载大约几千个脂肪分子。借用这种微型交通工具，脂肪分子可以方便快捷地穿行在身体的各个器官之间。

血液中的胆固醇分子大多装载在尺寸不同的载脂蛋白"潜水艇"里，而不同尺寸的载脂蛋白又有着不同的生物学功能。有两种载脂蛋白和我们的故事密切相关：尺寸较大的低密度脂蛋白和尺寸较小的高密度脂蛋白。低密度脂蛋白经常被叫作"坏"胆固醇。在正常情况下，低密度脂蛋白负责将维系细胞生命的胆固醇分子运送到身体各个角落。但是低密度脂蛋白会时不时在血管中泄漏出一些胆固醇，这些胆固醇就容易积累在血管壁上形成斑块，甚至引发动脉粥样硬化。相反高密度脂蛋白也被称为"好"胆固醇，它们可以在血管里重新吸收和清理那些胆固醇分子。在临床实践中，低密度脂蛋白的水平与心脑血管疾病的发病呈正相关，而高密度脂蛋白的水平则与这些疾病呈现负相关。

醇"(-sterol)类化学物质。后来人们又陆续发现，胆固醇还是各种激素合成的重要原材料——这里面包括几种大名鼎鼎的性激素（孕酮、雌激素和睾酮）。

当生物学研究进入微观时代之后，人们更是发现了胆固醇另一个更为本质的生物学功能。

借助显微镜这一伟大发明，人们从 19 世纪开始逐渐在微观尺度上了解生命的本质。德国植物学家施莱登（Matthias Schleiden）和动物学家施旺（Theodor Schwann）（图 3-4）先后提出，不管是多么复杂的生物体，都是由无数个尺度在微米级别的所谓"细胞"构成的。单个的细胞虽然微小，却具备相对独立的结构和生理功能。革命家恩格斯将细胞学说、能量守恒定律和进化论并称为 19 世纪自然科学的三个伟大发现。正是因为细胞学说的建立在哲学意义上把复杂难解的生命现象还原到了微米尺度的物理单元——细胞的水平上。

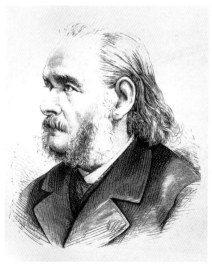
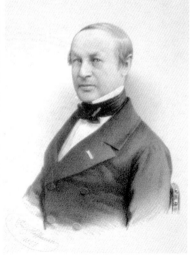

图 3-4 德国植物学家施莱登（左）和动物学家施旺（右），细胞学说的集大成者。他们建立的细胞学说真正将神秘的生命还原到了简单的物理现象

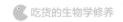

从某种程度上说，每个细胞都有着自己独立的生命。致密的细胞核里隐藏着细胞完整的遗传信息，线粒体为细胞的生存提供能量，数不清的蛋白质分子在细胞液里忠实地执行着复杂多样的生理功能，每个细胞都由一层薄薄的膜包裹起来，维持着细胞的独立存在和完整形态。

说来有趣，尽管科学界早在 19 世纪就接受了生物体由细胞组成的理论，而这个理论的一个显然推理就是细胞之间一定存在某种结构防止细胞间物质自由的流动，但是这个被称为细胞膜的结构要到近百年后的 20 世纪中叶才在电子显微镜下第一次被清晰地看到。原因很简单，细胞膜实在是太薄了！一般而言细胞膜的厚度不到 10 纳米——还不到一根头发丝直径的万分之一，不到一个细胞直径的千分之一。而要到 1972 年，第一个被广泛接受的细胞膜结构模型——流动镶嵌模型——才呱呱坠地。在这个模型的图景里，单层细胞膜由两层磷脂分子致密排列而成，在细胞膜上镶嵌的各种蛋白质分子严密地控制着每一个微小细胞的大小、形状以及它们与外界的交流。（图 3-5）

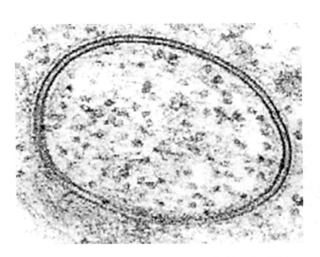

图 3-5　电子显微镜下的磷脂双分子层。可以清晰地看到双层致密、深色的膜结构包裹了一颗囊泡

　　胆固醇正是细胞膜上最重要的"镶嵌"物质之一，它为细胞膜赋予了活力。正是有了胆固醇，细胞膜才有了充分的流动性，让上面的蛋白质分子可以经常自由地移动位置。也正是借助胆固醇，细胞膜才可以在需要的时候改变形状，随意延展、折叠，吞入或者吐出各种物质。如果没有胆固醇的存在，细胞膜会在一瞬间内固定、僵死、失去生机勃勃的活动性。

　　因此看起来，"胆固醇是好的"似乎才应该是先验的、无须质疑的说法。倒是如果有人想危言耸听地告诉我们胆固醇是"坏"的，则必须要出示足够的证据才行。而且基于"惊人论断必需惊人证据"的道理，我们需要看到逻辑上完美无缺的证据链，才能相信胆固醇的坏处，才能放心服用医生为我们处方的降胆固醇药物。否则，谁知道他们是不是在哗众取宠，甚至是在骗我们的血汗钱？

　　这就引出了一个更有普遍意义的问题：当我们听到关于某种物质对健康有害的言论时，该如何判断这句话的正确性？

　　胆固醇正是帮我们做一次思维训练的绝佳机会。因为它一方面是维持生命功能的必需物质，而同时又确实被主流医学界、科学界和卫生政策制定者们共同认定对人类健康存在巨大威胁。

　　这里给大家提供点小窍门：对于一种被声称是威胁健康的物质，我们应该积极确认它是否部分满足了如下三方面的证据：流行病学的证据、科学研究的证据以及临床医学的证据。至于类似"我家邻居大妈的弟妹因为吃了 ××× 英年早逝"，或者"80% 的精英人士信赖并推荐 ××"的宣传，大家大可以一笑置之。

　　所谓流行病学的证据，是指在成千上万人规模的调查中，是否某种食物或某种物质的水平和人体健康呈现出了清晰的相关性。以胆固醇为例，20 世纪 60 年代美国明尼苏达大学的生理学家就做了这样的研究，采集了全球范围内 1.5 万例血液样本并分析了其中的胆固醇水平。他们的研究发现，血液中胆固醇的含量与心脏病发病率呈现清晰的线性相关。日本小渔村里天天吃海鲜的渔夫体内胆固醇水平较低；而食用大量动物油脂的芬兰猎人体内胆固醇含量较高。两个人群胆固醇水平的差距可以达到两倍，而冠心病发病率则相差有八倍之多！流行病学研究清晰地提示，血液中过高的胆固醇水平可能是冠心病发作的罪魁祸首之一。

然而，流行病学研究的致命弱点是只能体现两件事之间的相关性，而相关性不一定代表因果性。举一个简单的例子吧。如果我们在中国城镇居民中做个着装和疾病的大规模调查，我们估计会看到，经常穿西装和衬衫的男性比穿圆领衫上班的男性心脑血管疾病的发病率高。但是我们能不能直接得出"穿西装会导致心脑血管疾病"的观点，甚至开始着手提倡"简约着装、关爱健康"的脑残口号呢？不能。因为这两件相关事件之间不见得存在因果关系。比如更有可能的解释是，并非穿西装就会导致心血管疾病，而是在穿西装上班的人群中，有很大比例从事的是高强度案头工作。这些人工作压力大、多油腻饮食、缺乏睡眠和运动，而这些不良生活习惯才是导致心脑血管疾病的祸首。

◇ 相关性和因果性的区别

总是同时出现的两件事物，不见得存在必然的因果关联。比如我们可以大胆宣称，冰激凌销售量与鲨鱼攻击人的数量高度相关，都是夏天几个月最高，冬天最低，甚至两者升高降低的节奏都差不多。那么我们能不能说两者有因果关系，冰激凌销售导致了鲨鱼吃人，或者鲨鱼吃人刺激了冰激凌销售呢？显然不能。一个更大的可能性是，每当夏天到来时，吃冰激凌和下海游泳的人都会同步增加，而下海游泳的人多了鲨鱼袭击数量自然随之上升；冰激凌销售和鲨鱼攻击人类都是"夏天到来"这件事引发的。区分相关性和因果性是自然科学研究永恒的主题之一。

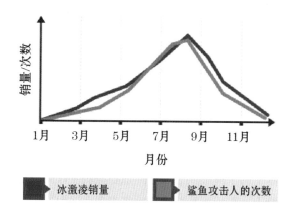

相关性和因果性的区别

因此我们还需要来自第二方面的证据：科学研究证据。在严格控制的实验室条件下，这种食品或物质是不是能够在实验动物身上诱导疾病？

就拿胆固醇来说，20世纪初，俄罗斯科学家、后来的苏联医学科学院院长尼古拉·安可切夫就通过科学研究证明了胆固醇和动脉硬化之间的因果关系。他持续喂食大量的胆固醇给兔子吃，发现兔子很快就会出现严重的动脉硬化，而这种温顺的食草动物在正常情况下一生都不会发生动脉硬化。而后人们又进一步证明，导致动脉粥样硬化的血管斑块中富含胆固醇。科学实验的结果就此将胆固醇和动脉粥样硬化的病变紧紧联系在了一起。在此后的数十年里，科学实验更是几乎完美地揭示了胆固醇分子如何堆积在血管壁、如何导致血管斑块和动脉硬化，如何继续引发各种心脑血管疾病的过程。

有了流行病学和科学实验的证据，大多数情况下我们可以放心地说某种物质到底会不会对人类健康构成威胁了。但是这里面仍然有一个小小的逻辑漏洞：基于实验动物的结论也许并不能随便推广到人类里。比如就胆固醇而言，也许它能在兔子体内引发动脉硬化是因为兔子从不吃肉、对胆固醇分外敏感；而在数百万年前就已经开了荤的人类也许对此有足够的免疫力？

来自临床医学的证据能够最终回答我们的困惑。还是以胆固醇为例吧：1987 年美国默克公司的一种名叫美降脂（Mevacor，通用名洛伐他汀 /lovastatin）的药物通过美国食品和药品管理局的审核上市销售。而默克公司的研究者们和临床医生一起密切关注了美降脂及其类似药物对于人类健康的影响。在 1994 年发布的一项报告中，他们发现血液中胆固醇水平的下降确实会显著降低心脏病发作的概率。在这项大规模临床试验中，服用降脂药成功地将患者血液中的胆固醇水平降低了 35%；而与之相伴的是，患者死于心脏病的风险降低了 42%。在此之后的二十多年里，在全球范围内又开展了数十项内容相似的临床试验，一次又一次证明了美降脂及其类似药物能够有效控制血液胆固醇水平，以及降低胆固醇水平能够大幅降低患心脏病的风险。

有了来自以上三方面的证据，我们才可以相信"血液中过量胆固醇威胁人类健康"这样的论断，才需要严肃对待体检报告单上关于胆固醇的检测结果和警示信息，才能够放心地听从医生的处方和用药指导、积极地控制胆固醇的水平。

而借用胆固醇做例子，我们也可以看到一个简单的科学声明背后，需要何等严密的逻辑和事实支持！以后当你们在报纸上、电视上、微信朋友圈里看到诸如"吃 ×× 会导致癌症""以下几种食物千万别碰"的信息时，可以问问自己，做出这样论断的人有没有提供充分的信息支持自己的结论。是否有证据显示食用这些食物的人群确实更容易发生疾病？是否有研究揭示这些食物究竟如何影响人体健康？是否有数据表明如果确实不吃这些食物，人们罹患某种疾病的概率会下降？或者，这种看起来危言耸听的言论，其实只不过是基于张家大妈李家小弟的个人观察和道听途说？

3. 胆固醇工厂的刹车板

好，现在我们已经确信，血管里太多的胆固醇分子不是个好消息。而这无疑让我们更加迫切地希望了解胆固醇在我们身体里的生命史：它是怎么进入我们身体的？它是怎样被存储和运输的？它是如何被身体加以利用的？它又是如何被破坏和离开我们身体的？

在 20 世纪 40—50 年代，大量的生物学家（特别是生物化学家）开始进入这个充满问题的领域。

很快人们知道，我们身体中的胆固醇分子有一小部分需要从食物中获得，其余则可以由身体自行合成制造。严格来说，人体几乎所有细胞都有生产胆固醇的能力——考虑到胆固醇对于所有细胞的生存都至关重要，这一点也并不奇怪——而肝脏是最重要的胆固醇生产工厂。从数字上看，我们身体每天大约会从食物中获取 300~500 毫克的胆固醇，同时自身合成 1 克的胆固醇。血液中的胆固醇浓度被小心翼翼地维持在较为稳定和合理的水平——大约就是每 100 毫升血液中有 150~200 毫克胆固醇分子。如果血液中胆固醇水平持续升高，肝脏合成胆固醇的速度就会迅速下降，以避免过多的胆固醇涌入血管。

◇ 鸡蛋，吃还是不吃？

从故事里大家已经看到，胆固醇并不需要完全从食物中摄取，我们的身体很大程度上（大约 70%）可以自我制造胆固醇。如果从食物中摄取了足够量的胆固醇，那么我们身体就会相应地减少胆固醇的生产，以避免出现太多的胆固醇。长久以来，营养学家一直建议人们严格控制饮食中胆固醇的摄入量。例如在美国农业部发布的年度膳食指南中，自 1977 年起就建议成年人每天不要摄入超过 300 毫克的胆固醇；对有心脏病风险的人群而言，胆固醇摄入的建议量更是低至每天 200 毫克。而一枚鸡蛋中胆固醇的含量差不多正是

300 毫克。换句话说，营养学家在过去几十年一直在警告我们：鸡蛋最多一天一个，如果已经有心脑血管问题，那干脆就少碰鸡蛋。但是 2015 年美国农业部的膳食指南突然取消了这条鸡蛋"禁令"。他们的理由是，流行病学研究并没有证据支持胆固醇摄入量和血液内胆固醇水平的相关关系。鸡蛋吃得多，并不一定血液胆固醇就高。这里面的道理倒是很容易设想：既然血液中的胆固醇水平更多是由自身合成胆固醇的快慢决定的，那就没有太多理由过分担忧食物中的胆固醇了。当然，不管有没有官方"禁令"，每个人的健康还需要自己的关注和负责。吃不吃鸡蛋、吃多少鸡蛋的决定，还是留给你们自己吧。

显而易见，胆固醇研究首先要解决的核心问题就是：人体是如何合成胆固醇的？

出生于德国、为逃避纳粹反犹主义迫害而被迫移民美国的犹太科学家康拉德·布洛赫（Konrad Bloch）（图 3-6），几乎以一己之力在 20 世纪 50 年代揭示了胆固醇合成的整套机制：这是一套整合了三十多个生物化学反应的复杂系统。这些生化反应像流水线一样有序组合在每一个肝脏细胞里，构成了人体最大的胆固醇加工工厂。

然而一个奇怪却合乎逻辑的事实是，了解了胆固醇合成的奥秘，并没有让我们水到渠成地理解人类为何罹患高血脂和动脉硬

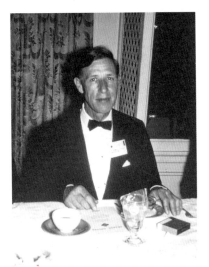

图 3-6　康拉德·布洛赫。因其对胆固醇合成的深入研究获得 1964 年的诺贝尔生理学或医学奖。在 1964 年诺贝尔奖颁奖典礼上，颁奖致辞中这么评价布洛赫的发现："您的发现可能为我们提供了对抗一种人类痼疾——心血管疾病——的有力武器。您的成就使得我们展望未来的时候可以期待，有一天人类不仅仅能够改善我们的生活条件，还可以改善我们自身。"而这，可能也正是所有追逐生命本质秘密的人们的最高理想

化，更不用说预防和治疗心血管疾病了。

我们或许可以拿车祸现场做个简单的类比。一辆高速奔驰的轿车在高速公路上横冲直撞造成了严重交通事故，幸免于难的司机却坚称他并非疏忽大意或者酒后驾车，而是车子突然失去了控制。第一时间赶到现场的交警和技术人员想要真正了解汽车失控的原因，仅仅知道发动机的工作原理显然是不够的。因为调节车速，也就是发动机工作效率的是油门和刹车。汽车失控，出问题的大概不是发动机本身，而很可能是油门和刹车这两个部件。

胆固醇工厂的油门和刹车又是什么呢？是否同样是因为油门和刹车的故障，才导致血液中的胆固醇水平异常升高，从而诱发出一系列的心脑血管疾病的呢？

1972 年，两个刚刚在美国得州大学达拉斯健康科学中心建立实验室的年轻人，决心用自己的智慧和勇气解决胆固醇合成的调节机制问题。

这两位三十出头的年轻人是来自南卡罗来纳州的裁缝之子约瑟夫·高尔斯坦（Joseph Goldstein）和来自纽约的销售员之子麦克·布朗（Michael Brown）（图 3-7）。因为他们的姓氏中恰好嵌进了两种颜色（Gold- 金色；Brown- 棕色），不少中国科学家会亲切地称呼他们"金老头"和"棕老头"。而在我们的故事里他们还风华正茂，就让我们称呼他们金帅和棕帅吧。

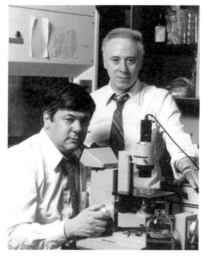

图 3-7　1975 年的高尔斯坦（右）和布朗（左）。两位科学家的合作开始于 20 世纪 70 年代并一直持续到今天。在几十年的时间里，两位科学家和他们的同事们完美揭示了胆固醇合成的调节机理——也就是胆固醇工厂的油门和刹车

两位帅哥从建立实验室的那天起，就把理解胆固醇工厂的刹车和油门作为奋斗目标。

是不是会有人嘲笑他们年少轻狂不自量力？

然而就在短短两年时间内，金帅和棕帅发表了两篇里程碑式的学术论文，宣告他们发现了胆固醇合成的刹车板，而他们的发现更是在之后的三十多年里拯救了上千万人的生命。这段故事里成功来得如此迅捷，我们甚至都来不及煞费苦心地编织那种百折不挠屡败屡战的正统科学"佳话"。

他们做了什么？他们怎么做到的？

让我们首先再一次回顾一下布洛赫的伟大工作。为了研究胆固醇合成的秘密，他想办法买来了大量富含胆固醇的鲨鱼肝脏。鲨鱼肝脏的细胞里永不停息地进行着大规模的胆固醇生产。因此我们可以设想，如果把鲨鱼肝脏小心翼翼的剪碎、匀浆、离心沉淀，就可以从中找到胆固醇合成所有的原材料和中间产物。基于这个现象，布洛赫创造性地利用放射性同位素标记了胆固醇合成的最初原料（醋酸），再通过追踪放射性信号的复杂流向，他就能够观察到胆固醇工厂流水线上发生的每一次变化。

那么以此类推，如果想找到胆固醇发动机的油门和刹车，金帅和棕帅他们大可以借鉴布洛赫的工作系统。他们可以在这个体外构造的胆固醇合成工厂里自由添加或者去除某种物质，试验其对胆固醇合成速率的影响。一切都是现成的，只需要他们多尝试几种物质、几种组合、几种可能性而已。

然而金帅和棕帅没有这么做。他们放弃了这种看起来有点笨、却可以确保成功的方法，巧妙地利用了一个很容易被忽略的发现。

我们前头已经讲过，尽管肝脏是胆固醇主要的合成工厂，但事实上除了肝脏之外，人体的绝大多数细胞都能够合成胆固醇——当然是在一种异常低效的条件下。金帅和棕帅敏锐地抓住了这个发现。从实验一开始，他们干脆就彻底放弃了布洛赫的体系和他所使用的大量肝脏组织，从一种来自人类皮肤的细胞（学名叫做成纤维细胞）开始了他们的科学探索。

为什么放弃布洛赫的成熟系统？他们这么做有一个巨大的好处：人体成纤维细胞在适当的条件下，可以稳定地在培养皿里一代代地分裂繁殖，供人们培养和研究。利用这种细胞，两位帅哥就可以完全抛开对动物模型和动物组织的依赖，直接去研究人体细胞是如何合成胆固醇、又是如何调节胆固醇合成速度的。

于是在他们建立实验室仅仅一年之后的 1973 年，两位帅哥就首先确认，培养皿里的人体细胞确实能够合成胆固醇。与此同时，金帅和棕帅从这些细胞的提取物中观测到了一种叫做 HMG 辅酶 A 还原酶（HMG-CoA reductase）的蛋白质，而这种蛋白质——得益于布洛赫的研究——正是胆固醇合成过程中最重要的一种催化物质。我们干脆就叫它"发动机"蛋白好了。这样一来事情就简单多了，不需要收集鲨鱼肝脏，也不需要复杂的同位素追踪，只需要一盘人体皮肤细胞，再监测"发动机"蛋白活性的变化，金帅和棕帅就可以研究人体胆固醇的合成速度是如何被调节的了！

两个年轻人首先尝试的，就是把血液——准确地说是去除了红细胞和白细胞的血清——加到培养皿里看看会发生什么。他们发现血清能够强有力地抑制胆固醇的合成。如果把培养液中的血清成分彻底去除，胆固醇合成的速度——以及"发动机"蛋白的活性——会提高十倍以上；反过来，如果再把血清加回到培养皿里，胆固醇合成速度很快会回到很低的水平。这个结果立刻提示了一种非常重要的可能性：血清里应该就有一种胆固醇合成的"刹车"物质。找到这种物质，胆固醇合成的调节机制就呼之欲出了。

这种刹车分子是什么呢？

会不会……就是血液里的胆固醇呢？

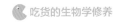

胆固醇为胆固醇刹车？

你们还别笑，自己给自己刹车这个简单到底的想法，其实是有很深刻的道理在里面。我们已经说过，人体合成胆固醇的速度是受到严格控制的，目的就是为了把血液中胆固醇的水平维持在一个狭窄的范围里。换句话说，如果血液里胆固醇太多，那么胆固醇工厂必须要第一时间被"通知"到，从而踩下刹车减缓生产速度。按照这个负反馈调节的逻辑，胆固醇自己简直就是得天独厚的"刹车"分子候选人。都不需要借助第三方的传话，多余的胆固醇产品自己去通知制造胆固醇的工厂，不是最省时省力的办法吗？

好坏胆固醇

我们在前文已经介绍过，血液中的胆固醇分子大多装载在尺寸不同的载脂蛋白"潜水艇"里，而不同尺寸的载脂蛋白又有着不同的生物学功能。有两种载脂蛋白和我们的故事密切相关：尺寸较大的低密度脂蛋白和尺寸较小的高密度脂蛋白。低密度脂蛋白经常被叫作"坏"胆固醇。在正常情况下，低密度脂蛋白负责将维系细胞生命的胆固醇分子运送到身体各个角落。但是低密度脂蛋白会时不时在血管中泄漏出一些胆固醇，这些胆固醇就容易积累在血管壁上形成斑块，甚至引发动脉粥样硬化。相反高密度脂蛋白也被称为"好"胆固醇，它们可以在血管里重新吸收和清理那些胆固醇分子。在临床实践中，低密度脂蛋白的水平与心脑血管疾病的发病呈正相关，而高密度脂蛋白的水平则与这些疾病呈现负相关。

于是自然而然地，金帅和棕帅立刻开始验证这个简单的想法。别忘了我们已经讲过，血液里的胆固醇分子是以大小不同的各种脂蛋白形式存在的。因此两位帅哥就准备了不同种类的脂蛋白颗粒，把它们依次加入人类细胞的培养液中，随后通过胆固醇"发动机"蛋白的活性，密切监测胆固醇合成的速率变化。他们很快发现，如果在培养皿里加入低密度脂蛋白（也就是我们常说的"坏"胆固醇），就能够强有力抑制胆固醇合成。而其他种类的脂蛋白，包括高密度脂蛋白（常说的"好"胆固醇），都没有什么作用；而一旦脱离了脂蛋白载体，单纯的胆固醇分子同样无法起到影响胆固醇合成的作用。

于是，在一系列简单而精巧的试验之后，关于胆固醇合成的刹车机制就呼之欲出了！血液中负责运输胆固醇的一种载脂蛋白——低密度脂蛋白——能够有效抑制胆固醇的合成。如果我们血液中胆固醇的水平过高，低密度脂蛋白水平也就会随之升高；而低密度脂蛋白会通过某种此时还未知的机制，抑制细胞继续合成胆固醇，从而帮助胆固醇水平回归正常。

在生命现象的层面，胆固醇自己为自己刹车，毫无疑问是一种简洁而精确的调节机制。

而在征服疾病的漫漫征途上，金帅和棕帅的工作，为人们完全掌握胆固醇合成的刹车机制，理解这种精妙的调节机制为何会失控，甚至设计药物让它回到正轨，提供了坚实的基础。不需要大量的动物组织，不需要烦琐的生化分析，只需要一点点人类细胞，人类科学家就可以直截了当地观测胆固醇合成的速度。

而这套系统，很快就要发挥出巨大的威力了。

1973 年的夏天，对于终日笼罩在心脏病和脑卒中阴影下的高血脂患者们来说，是段值得铭记的好时光。让他们重返健康的第一线曙光，已经出现在美国得州辽阔平坦的地平线上。

4. 罕见病患者的无私馈赠

建立了一套简单的人体细胞研究系统，发现了简洁精妙的胆固醇合成的刹车机制，已经可以算是功成名就的金帅和棕帅，接下来还要做什么？

如果从治疗疾病的角度出发，一个直截了当的研究思路可以是这样的：两位科学家可以在他们的系统里进行大规模的药物筛选，寻找那些能够显著抑制胆固醇合成"发动机"蛋白的小分子化合物。这很可能会帮助我们发现无数高血脂患者们期待已久的神奇药物。而这样的发现也几乎肯定会让他们俩在名垂青史的同时腰缠万贯，成为知识转化为财富的最佳代言人。

不过两位帅哥却没有走这条显而易见的成功之路。

古希腊的智者、米利都的泰勒斯被后世称为科学之父。他因为对科学和哲学的全心追求，生活过的相当拮据。传说当地有位商人因此嘲笑他，你研究的东西有什么用处呢，它们甚至都不能让你吃饱肚子！泰勒斯是这样回应的：他在来年利用自己的天文学知识成功预测了橄榄丰收，并借机大赚一笔。赚了钱之后的泰勒斯立刻放弃了赚钱的买卖，重新回到自己的思考和研究。我们知道，他其实是在用行动回答这位商人的疑问：我们不是没有能力赚钱，只是我们有更有趣、更重要的事情要做，而已。

是啊，两位帅哥科学家，也有更有趣、更重要的科学发现在等着他们呢。

他们几乎是放弃了近在眼前的、直接开发药物的机会，反而把目光投向了一种极其罕见的遗传病。通过对这种极端罕见的疾病的研究，两位科学家用一种甚至可以称得上戏剧化的方式向我们展示了，看起来曲高和寡的实验室研究，一种发病率极低的罕见疾病，是如何摧枯拉朽般在广袤得多的时空尺度上影响普罗大众的生活的。

故事重新回到1973年。就在金帅和棕帅在实验室里没日没夜地培养细胞、监测胆固醇合成速度的时候，一对忧心忡忡的父母带着他们12岁的儿子约翰·戴斯普塔（John Despota），走进了美国芝加哥心脏科医生尼尔·斯通（Neil Stone）的诊所。

约翰从 3 岁起就被持续的病痛折磨着：皮肤下大大小小的脂肪瘤，不分昼夜的心绞痛，长时间的疲惫无力。在这对绝望的父母来到芝加哥拜访斯通医生之前，他们已经被告知自己的孩子可能最多只有一年的生命了。

在简单的检测和问诊过后，斯通很快确定，自己面前的这个孩子患有一种叫做家族性高胆固醇血症的极端罕见病。斯通医生知道，这种疾病的发病率大约只有百万分之一，患者血液内胆固醇以及低密度脂蛋白的含量有正常人的 6 倍之高。很多患者从 5 岁起就必须要面对冠心病和心肌梗死的严重威胁，他们当中的很多人会在成年之前死去。（图 3-8）

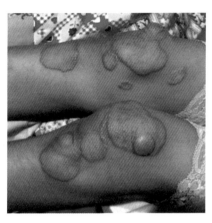

图 3-8　家族性高胆固醇血症患者的双腿，可以看到高高隆起的皮下脂肪瘤。这是一种由于遗传突变导致的人类显性遗传病。在下面的故事里我们会陆续讲到这种疾病的发病机制。纯合的家族性高胆固醇血症发病率仅有百万分之一

心情沉重的斯通医生给小约翰设计了一整套的治疗方案：吃饭必须严格控制脂肪摄入，需要按时服用包括烟碱酸和消胆胺在内的数种药物。然而小约翰的病情并没有得到有效的控制。不得已之下，斯通为小约翰安排了每两周一次的全身血液透析，用机器帮助去除小约翰体内的过量胆固醇。可是，这样的手术虽然勉强能让小约翰保住性命，但是确实是太痛苦、太烦琐、太低效。

可这已经是整个临床医学界对抗这种恶疾的最好办法了。

差不多在这个时候，斯通医生看到了 1973 年金帅和棕帅发表的学术论文，知道了两位科学家能够在体外培养人的皮肤细胞，并利用

这个系统研究胆固醇合成的调节机制。于是他取下了一点儿小约翰的细胞，从芝加哥寄往达拉斯。

这些来自小约翰的细胞，也许能帮助科学家们更好地研究这种折磨小约翰的罕见疾病吧。

对于斯通医生来说，这或许只是勉强安慰自己和小约翰一家的想法。

他没有想到的是，这份来自罕见病患者的无私馈赠，最终帮助人类理解了胆固醇合成的全部秘密。

事实上被金帅和棕帅的研究所鼓舞的医生们不止斯通一人。1973年前后，两位科学家在达拉斯的实验室收到了好几例家族性高胆固醇血症患者的皮肤细胞样品。两位科学家意识到，利用他们建立的独特研究方法，也许揭秘这种痛苦疾病的机会已经降临了。

按照我们已经讲过的研究方法，两位科学家很快把来自患者皮肤的成纤维细胞培养了出来，也监测了这些细胞里胆固醇合成的速度（对，也是通过检测 HMG 辅酶 A 还原酶的活性——那个胆固醇合成的"发动机"蛋白）。

把这些数据和正常细胞的数据对比，他们发现了一个很奇怪的现象。

在常规的细胞培养条件下，患者细胞的胆固醇合成速度要远快于正常人的细胞，这也不奇怪，这些患者体内的胆固醇水平确实要高于常人。

而如果这时候去除细胞培养液中的血清成分呢？两位帅哥之前已经知道，这样操作等于去除了胆固醇合成的"刹车"，正常人细胞就会加快胆固醇的合成。而有意思的事情出现了：患者细胞的胆固醇合成速度保持了之前的水平。换句话说，一旦去除刹车，正常人和患者的细胞差不多在按照同样的高速度合成胆固醇，两者之间的差别消失了！

有刹车的时候，患者细胞比正常细胞合成胆固醇的速度快很多；

没刹车的时候，正常细胞合成速度大幅度提高，两者的差别不见了。

只剩下一个显而易见的结论了：患者细胞失去了感知"刹车"的能力。

家族性高胆固醇血症之所以发生，是因为某种未知的遗传突变，使得这些患者的细胞没有能力"感受"到血液中的"刹车"分子，因此会源源不断合成胆固醇。

两位帅哥之前的工作已经证明，血液中的胆固醇——或者更准确地说，是装载胆固醇的低密度脂蛋白——就是胆固醇合成的刹车分子。

那么，人体细胞又到底是怎样"感受"到"刹车"分子的呢？

一个简单并且合乎逻辑的可能性是，低密度脂蛋白也许可以装载着胆固醇直接穿过细胞膜进入人体细胞，提高了细胞内胆固醇的浓度，进而影响胆固醇合成的速度。

但是这个解释很快被证明是错误的。两位科学家发现，薄薄的细胞膜对于胆固醇分子来说就像是铜墙铁壁，根本无法自由地穿过。这说明胆固醇进入人体细胞一定需要通过某种特别的生物学机制。比如，它可能需要打开并穿过某种细胞膜上的"管道"或"大门"才能进入细胞。

为了更详细地追踪低密度脂蛋白分子到底是如何与人体细胞发生作用的，金帅哥和棕帅哥用放射性同位素标记了低密度脂蛋白，这样他们就可以利用放射性信号来大致追踪低密度脂蛋白的去向了。

他们首先发现，低密度脂蛋白可以与细胞牢牢地结合在一起，从而把放射性信号留在人体细胞的表面。而如果同时加入大量没有放射性的低密度脂蛋白，细胞表面的放射性信号会大大减弱乃至几乎消失。这个实验结果是很好理解的：同时加入的低密度脂蛋白分子，无论是否有放射性，都可以结合在细胞表面。那么当非放射性脂蛋白的数量大大超过放射性脂蛋白的时候，后者就会被淹没在前者的汪洋大海里，从而失去与细胞表面结合的机会。

但是接下来的实验就开始变得有趣了。两位科学家发现，如果两种脂蛋白不是同时加入，而是有先有后的话，结果就不同了。如果先加入放射性的脂蛋白，经过一段时间之后再加入非放射性的脂蛋白，细胞膜上的放射性信号就不会减弱乃至消失，而是会持续地、长时间地存在。

仅仅是细微地改变一下时间顺序，为什么会出现这么大的差别？

大家可能也不难猜到，他们的实验结果清晰地指向了几乎是唯一符合逻辑的解释。

先加入的、带有放射性的低密度脂蛋白分子，应该是通过某种机制被"搬运"到细胞内了！这样它们就避免了与后来加入的大量脂蛋白分子产生竞争，从而可以持续产生放射性信号。而这也是 1974 年，两位科学家在第二篇重要论文中的猜测。（图 3-9）

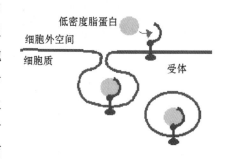

图 3-9　低密度脂蛋白进入细胞的示意图。低密度脂蛋白首先结合到细胞表面，或者更准确地说，是结合到细胞表面的一种特定的蛋白质——低密度脂蛋白受体上。在两者结合之后，细胞膜向内折叠和融合，将低密度脂蛋白分子整个吞到了细胞内。这个过程也被称为"内吞"

装载着胆固醇的低密度脂蛋白结合到细胞表面，再利用某种未知机制进入细胞，从而在细胞内抑制胆固醇合成。

当我们回头重新审视 40 年前的实验数据，胆固醇合成的刹车系统已经被完整和清晰地勾画出来。

在此之后，这对建立实验室仅仅三年的黄金搭档开始招兵买马，他们不再是"两个人在战斗"了。

接下来的历史就又好像快进了一样：

1976 年，两位科学家利用约翰·戴斯普塔的细胞，证明低密度脂蛋白确实可以与细胞表面结合，并被细胞"吞噬"。而小约翰的细胞却失去了结合并吞噬低密度脂蛋白的能力。刹车分子不能进入细胞，胆固醇刹车系统失灵，从而导致了严重的高胆固醇血症。

1978 年，两位帅哥与日本科学家远藤章合作，证明了远藤刚刚发现的一种化学物质确实能够有效抑制 HMG 辅酶 A 还原酶——胆固醇 "发动机" 蛋白的活性，从而为这种物质进入临床应用打开了大门。这类后来被命名为 "他汀"（statin）的化合物家族成为整个人类历史上最畅销的药物分子。

1979—1982 年，他们的学生沃尔夫冈·施耐德（Wolfgang Schneider）成功地分离并纯化出了人体细胞表面、专一结合低密度脂蛋白的物质——低密度脂蛋白受体。这正是两位帅哥的模型里的重要缺环。脂蛋白正是通过结合在细胞表面的低密度脂蛋白受体才得以进入细胞的。

1983 年，他们的学生大卫·罗素（David Russell）成功克隆出低密度脂蛋白受体的基因序列。罗素是美国科学院院士，目前仍在达拉斯西南医学中心从事研究工作。

1985 年，他们的学生托马斯·苏道夫（Thomas Sudhof）成功鉴定出低密度脂蛋白的基因组序列，并开始尝试理解这个蛋白本身是如何被调控的。苏道夫现任教于斯坦福大学，是美国科学院院士。他因为对神经元突触囊泡释放的研究获得 2013 年诺贝尔生理学或医学奖。

1985—1989 年，他们的学生海伦·霍布斯（Helen Hobbs）利用分子生物学和人类遗传学手段，证明约翰·戴斯普塔所患的家族性高胆固醇血症，正是因为体内低密度脂蛋白受体基因上存在着大量遗传突变。她的工作将困扰小约翰的疾病还原到了基因和分子水平。霍布斯目前仍在达拉斯任教，是美国科学院院士。

1993—1994 年，他们的学生王晓东发现了一种名为胆固醇调节元件结合蛋白（Sterol regulatory element-binding protein，SREBP）的蛋白质，这种分子能够调节低密度脂蛋白受体的合成。SREBP 蛋白的发现进一步完善了胆固醇合成的刹车机制。王晓东已经回到中国，建立了著名的北京生命科学研究所。他同时是美国科学院院士和中国科学院外籍院士。

时光匆匆而过。

今天，我们仍然可以在达拉斯西南医学中心的实验楼里，找到两位科学家的联合实验室。实验室里杂乱无章的瓶瓶罐罐，实验室外走过的穿着白大褂的年轻人，似乎也和几十年前别无二致。

而他们实验室外的长廊上，密密麻麻的线条勾勒着胆固醇合成和调节的复杂机制，像历史画卷一般展示着这群科学家向着人类知识前沿的不懈挑战。他们在时光的背影里留下一个又一个伟大的发现，使得现在的我们可以骄傲地宣称，胆固醇和围绕着它的几乎全部奥秘，已经被完整、详细地描绘了出来。

是这样一群人，用自己的青春、智慧和坚持，把隐藏在我们身体里、由造物主在亿万年中精雕细琢而成的秘密呈现给我们，赚足我们的惊叹和崇拜。而这些秘密，也已经在每一天的生活中，帮助我们塑造更好的自己。

二 ｜ 众里寻"他"：清扫血脂的 攻防战

1. 真菌中诞生的降脂药

1974 年，整个科学界都在欢庆胆固醇合成调节机制的发现。科学家们用激动的心情追踪着、屏住呼吸等待着金帅和棕帅更进一步的研究突破。在科学家眼里，我们的身体如何调节胆固醇的合成，如何维持胆固醇水平的动态平衡，似乎已经是一个过去式的问题了。科学奥秘的主干已经被揭示，剩下的细节问题早晚也会被解决。科学家们已经可以把伟大的发现写进教科书，然后继续向着未知的科学问题前进了。

与此同时，制药工业界也进入斗志昂扬的新时代。

制药工业界对胆固醇和高血脂的兴趣毫不令人意外。早在 20 世纪 50 年代，当胆固醇和心血管疾病之间的关联被揭示之后，制药公司就已经纷纷开始进入这片临床医学的蓝海。遍布全球的上千万高血脂患者、已经出现在地平线上的全球化高血脂趋势、清晰的个人健康和公共卫生风险和随之而来的高支付意愿、几乎不存在的商业竞争……这样的战场是任何一个制药公司梦寐以求的。

然而不得不说，在金帅和棕帅的开拓性工作之前，整个制药工业界和临床医学界的成绩是令人失望的。

1955 年，加拿大科学家鲁道夫·阿特丘尔（Rudolf Altschul）在实验中偶然发现维生素 B3（又名烟碱酸，nicotinic acid）可以降低人体血液中的胆固醇。从此烟碱酸作为历史上第一个降脂药物在临床上被广泛使用。另外一种使用较为广泛的降脂药物发现于 1957 年——消胆胺（cholestyramine，国内又名"降脂一号"），通过促进肝脏将胆固醇转化为胆汁排出体外发挥作用。两种药物直到最近都还是不少高血脂患者主要的用药选择。然而不管是烟碱酸还是消胆胺，其降脂效果都远没有达到人们的期待。大家可能都还记得我们的故事里，疾病缠身的小约翰服用了斯通医生开出的烟碱酸和消胆胺之后，仍然需要依赖机器透析才暂时勉强维持了生命。

基础科学研究的伟大意义，在胆固醇和高血脂的故事里体现得淋漓尽致。没有实验室里带有偶然性的灵光一现，很难出现万众欢呼的医学奇迹。

20 世纪 50 年代，胆固醇合成的整条路径已经被布洛赫博士清晰和细致地描绘出来。人们已经知道，我们的肝脏细胞中，超过 30 种蛋白质高效合作，通过一系列极其复杂和精巧的化学反应，建造出了身体最大的胆固醇制造工厂。我们也已经知道，"发动机"蛋白 HMG 辅酶 A 还原酶是这 30 多步化学反应中最关键的一环，它的活性控制着胆固醇合成速度的快慢。

带着新的知识武器，制药公司又一次开始了寻找降脂药物的世纪战役。

其中最值得回忆的一场战斗，开始于 1968 年的日本东京。我们的战斗英雄，是大器晚成的微生物发酵工程师，日本人远藤章。（图 3-10）

1957 年，日本东北大学博士毕业的远藤章加入了久负盛名的日本第一三共制药公司（Daiichi Sankyo）。交给毛头工程师远藤的研究课题是非常典型的应用项目。在葡萄酒工业界，一个长期困扰大家的技术难题，是如何从过滤后的酒浆中去除残存的微小果胶颗粒，让葡萄酒保持完美的纯净口感。公司希望远藤能够在自然界寻找到一种天然存在的果胶酶，可以高效去除果胶、提高葡萄酒的纯净度。

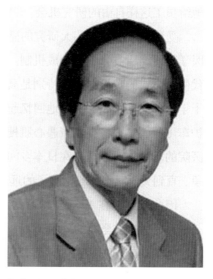

图 3-10　远藤章。如今远藤已经年过八旬，血脂偏高的他在接受记者采访时坦承，自己早已开始服用自己研发的他汀类药物以降低血脂、预防心脏病

这项工作远藤完成得干净漂亮。除了让公司大赚了一笔之外，远藤还把相关的科学发现整理成学术论文，发表了出来。从某种意义上说，远藤不太像一个传统的日本工程师，除了埋头苦干克服困难完成任务，他还对更大尺度的科学问题充满了兴趣。

而他的东家第一三共这时候也表现得完全不像一个传统的日本雇主——那种把员工当做没有人格的螺丝钉的日本雇主。

为了表彰远藤的贡献，公司送给他两个完全超越普通日本商人想象力之外的礼物。

第一份礼物是，公司允许远藤前往世界上任何一个基础研究机构进行两年的研究学习，公司负责费用。第二份礼物就更加天外飞仙：公司允许远藤结束海外学习返回公司后，自由选择任意一个研究课题进行探索。别说是家以营利为目标的制药公司，而且还是家一贯古板的日本公司，就是崇尚自由探索的大学和研究所，也很难想象会慷慨

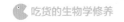

地给员工这样自由的研究机会。

受到布洛赫博士伟大研究的感召，远藤选择前往纽约的爱因斯坦医学院研究脂类分子的合成机制。在纽约，远藤第一次亲身感受到现代生活方式的负面作用，特别是高血脂对人类生命健康的威胁。在数十年后，他仍然能够清晰地回忆起，在自己租住的狭小公寓门外，救护车飞驰而过，将突然遭遇心肌梗死和脑卒中的患者争分夺秒地运往医院的场景。对于从小在日本乡间长大、童年经历了日本数次对外战争、直到大学时代才吃饱肚子的远藤来说，这样的画面令他永生难忘。

因此，当他在 1968 年学习结束回到日本后，他选择的研究题目是——开发一种全新的降脂药。

远藤和他的东家在这时都表现出了惊人的勇气。此时他们表现得才真正像传统的日本工程师和日本公司：设定一个目标以后，披荆斩棘，勇往直前，绝不回头。

远藤的研究方案几乎完全基于布洛赫的经典研究。首先，他从屠宰厂买来大量的兔子肝脏，磨碎离心提纯，在试管里重建起胆固醇合成的研究系统。之后，像布洛赫一样，他用放射性同位素标记胆固醇合成的原料，以此追踪胆固醇合成的路径和速度。最后，他利用这套系统大规模筛选出有可能抑制胆固醇合成的小分子化合物。

如果比较同一时期、太平洋对岸金帅和棕帅的工作，我们可以看出远藤的方案从科学上看是相当笨拙和低效的。达拉斯的两位科学家开发的研究系统，只需要在体外培养人类细胞，然后追踪胆固醇"发动机"蛋白这一种物质的活性，就可以精确反映胆固醇合成的速度。而远藤的方案需要大量的动物组织，烦琐的提纯步骤，以及三十多步复杂的生化反应，才能计算出胆固醇的生产速度！从这个意义上说，远藤确实不算是最高明的科学家。

然而他一定是伟大的工程师和实践者。

就是利用这套看起来极其低效的系统，远藤和他的同事们在

1971—1972 年间筛选了多达 3800 种真菌的提取物。和人体一样，真菌的细胞膜也需要胆固醇。因此远藤他们的猜测是，真菌之间如果需要进行生存竞争，那么它们完全可能通过释放小分子化学物质干扰对方的胆固醇合成，从而为自身赢得生存空间。因此，如果大规模的筛选各种真菌和它们的提取物，也许就能从中找出一种有效抑制胆固醇合成的化合物来。从某种意义上，远藤他们是在试图复制青霉素的发现。

◇ 来自真菌的药物

1928 年，英国科学家亚历山大·弗莱明（Alexander Fleming）意外发现自己的培养皿污染了青霉菌，而培养皿里正在培养的一种细菌居然被这种真菌杀死。这个意外发现没有被弗莱明放过。他猜测这种青绿色的真菌能够释放一种有效杀死细菌的物质，并迅速将自己的研究转向这种被他命名为"青霉素"的化学物质——这种当时还不知道具体成分和结构的神秘物质。当然后来的故事我们都知道了。到 20 世纪 40 年代，青霉素开始被大规模的提纯和应用于抗菌治疗。这种神奇的抗生素在"二战"战场上拯救了难以计数的生命，并且将永远地以人类发现的第一种抗生素的身份名垂青史。除了青霉素之外，真菌还为人类贡献了大量的药物，包括同属抗生素的头孢菌素，本章故事的主角他汀类降脂药物、免疫抑制剂环孢素等。

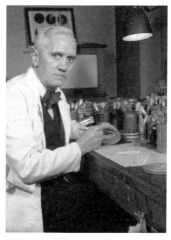

亚历山大·弗莱明

1972 年，在经历一整年的失败之后，在第一三共的耐心和投入都接近极限的时候，来自京都一家粮食店的一株桔青霉（*Penicillium citrinum*）拯救了远藤，也在不久之后开始福泽万千生灵。（图 3-11）

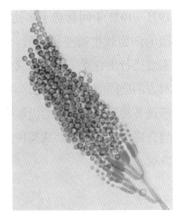

远藤发现，这种青霉菌的提取物能够非常有效地抑制胆固醇合成。又是一年的努力后，远藤成功纯化出了桔青霉提取物中的活性物质，并把它命名为 ML-236B。这种化合物之后被改名为更有科学和药物色彩的美伐他

图 3-11 显微镜下的桔青霉。正是这种生物的分泌物，照亮了人类高血脂患者的健康之路

汀（mevastatin）。人类降脂药市场上真正的明星分子他汀类化合物，终于走出了尘世的重重迷雾，进入到人类的视野。

1976—1977 年，远藤将美伐他汀的相关实验结果整理发表。他汀类化合物走出第一三共的技术秘密文档，开始被公司以外的科学家所知晓。

特别是大洋彼岸的金帅和棕帅。

跨越太平洋的合作迅速被建立起来。远藤慷慨地寄给两位帅哥大量的美伐他汀供他们开展学术研究，他本人也于 1977 年顺道访问了两位科学家在达拉斯的实验室。1978 年，双方合作证明，美伐他汀在人类细胞的培养体系里，确实可以高效抑制胆固醇"发动机"蛋白——HMG 辅酶 A 还原酶的活性，圆满解释了这个神奇分子起效的机制。他们的合作研究第一次将他汀类化合物的来源、结构和作用机制广泛传播给全世界的科学家和制药工程师们。因为金帅和棕帅的巨大影响力，远藤的发现直到这个时候才真正被行业内的人们所熟悉和欣赏。

同年，远藤的美伐他汀第一次进入临床应用。大阪大学医学院的山本亨将美伐他汀用于治疗家族性高胆固醇血症的患者。在 6 个月之内，5 名患者体内的胆固醇水平下降超过 30%，而副作用可以忽略不计，他汀类药物的首演进行得无比完美。尽管之后第一三共因为种种原因终止了美伐他汀的药物开发，而远藤也在失望之余远走东京农工大学任教，但是所有人都看到了他汀类分子的巨大临床意义。很快，全球制药巨头们的研发管道迅速转向了他汀类药物。

1979 年，美国默克公司的科学家和远藤分别独立地从另一种真菌中提纯了第二个他汀类分子——洛伐他汀（lovastatin）。

1982 年，洛伐他汀进入美国临床试验。

1987 年，洛伐他汀通过美国食品和药品管理局批准，正式进入市场，商品名为美降脂（Mevacor）。除了家族性高胆固醇血症，美降脂也可以用于治疗一般人群的高血脂。

1994 年，默克公司宣布，在一项超过 4000 人参与的临床试验中（Scandinavian Simvastatin Survival Group，4S），他汀类药物（特别是美降脂的兄弟舒降之）有效地将高血脂患者的心脏病发病率降低了 42%。

萦绕在每一个能够吃饱肚子的人心头的阴霾，终于开始渐渐消散。高血脂、高胆固醇、动脉硬化、冠心病、脑卒中，这些本来听起来异常可怕的名词，尽管仍将陪伴人类很多年，但是我们至少可以宣布，它们的尖齿利爪已经被人类智慧所降服。

◇ 两家默克公司

当我们在中文里提到"默克"公司的时候，要注意实际上一共有两家"默克"，德国默克和美国默克。默克公司原本是纯正的德国血统，于 1668 年成立于德国的达姆施达特。但是在第一次世界大战期间，默克的美国分公司被美国政府没收，从此作为一家独立公司开始运营。于是今天的世界上实际上有两家名字相同，但商业上其实毫无关系的默克公司："德国默克"和"美国默克"。为了以示区分，两家公司划分了默克商标的全球使用权。美国默克在北美地区会使用"默克"，而在北美之外会使用另一个名字"默沙东"（Merck Sharp & Dohme, MSD）。而德国默克享有默克商标在全球除北美地区以外的使

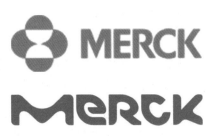

美国默克公司的 logo（上）和德国默克公司的 logo（下）

用权，而在北美地区，它也有另一个名字"伊曼纽尔·默克"(Emanuel Merck Darmstadt, EMD)。我们故事里，美降脂和舒降之的发明者是美国默克。而它的兄弟德国默克在医药市场上同样是硕果累累。例如著名糖尿病药物格华止（Glucophage）就是出自德国默克门下。

还记得我们故事里那个重病缠身的小约翰·戴斯普塔吗？当年被医生断言仅有一年生命的他终于活了下来。25 岁的时候结婚，和妻子一起养育了三个可爱的儿子，在 2013 年的冬天离世。这额外获得的 40 年生命背后，除了约翰自己的顽强生命力，当然还有他汀类药物的默默支持。

来自日本制药公司第一三共的工程师远藤章，与来自美国达拉斯西南医学中心的两位帅哥科学家，亲手为我们接生下了他汀类药物。他们的智慧和坚持，已经铭刻在人类孜孜以求改善自身的历史上，直到人类灭亡，都永远不会被磨灭。

2. 新药开发：带着枷锁跳舞

1987 年，默克的美降脂通过美国食品和药品管理局批准，正式进入美国市场。

1988 年，新生美降脂的市场表现就超出了所有市场分析家的预期。上市第一年销售额突破 2.6 亿美元，这一数字超过了之前历史上在美国上市的所有新药。这一数字也意味着仅在上市当年，美国即有数十万人开始常规服用美降脂。要知道，当时全美国仅有约 100 万人接受常规降脂治疗（包括前面讲的传统药物烟碱酸和消胆胺）。全新的美降脂被患者、医生和市场接受的速度快得令人瞠目结舌。

为了确保这个新药物被迅速接受，默克在全美展开了全新意义上的、超重量级的宣传攻势。

一方面，它与政府机构和各种非营利性学术机构展开合作，在公众中展开了针对胆固醇的教育工作，核心信息其实只有一条——"低密度脂蛋白太多了不好，容易患心脏病"。另一方面，它与第三方医学检验机构开展合作，为大量潜在患者提供方便便宜的血脂检测。当然与此同时，默克也没有放过传统的营销手段。默克的销售代表们在全美各地组织了几千场医生见面会，动用各种科学实验和临床数据反复向医生们传递美降脂神奇的减脂功能。

面对一个尚未被充分开拓的市场，一种全新的治疗药物，默克的市场工作做得路线清晰。首先，它在全社会唤起对高血脂的认识和注意，以扩大对美降脂的潜在需求；同时，它希望将血脂检测变成一种类似于身高体重那样的常规检查，帮助人们迅速发现自身血脂水平的异常；最后，它借助宣传攻势，使人们在产生用药需求的时候，下意识地选择美降脂。

三管齐下，又坐拥第一个他汀类降脂药的赫赫声名，美降脂的日子是不是会过得高枕无忧呢？

医药市场的竞争远没有这么简单。

一个听起来有点不可思议的事实是，早在美降脂尚未上市的 20 世纪 80 年代中期，默克公司已经开始着手开发另一种降脂药物——后来于 1992 年初在美国上市、商品名为舒降之（Zocor）的辛伐他汀

（simvastatin）片。（图 3-12）

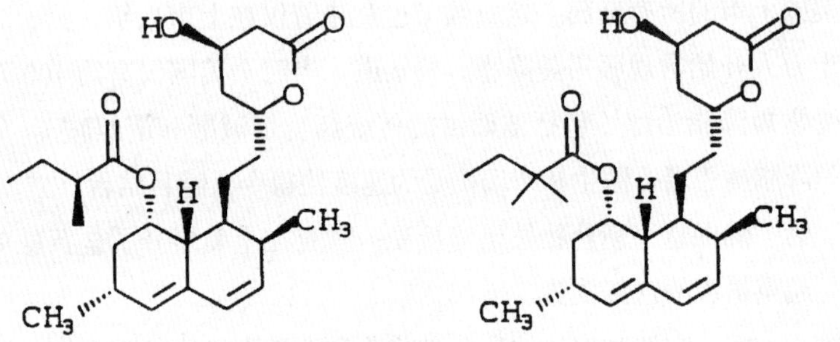

图 3-12　默克公司的两个降脂药兄弟：美降脂（洛伐他汀，左）和舒降之（辛伐他汀，右）。
大家可以看到，两者的化学结构其实非常类似，仅有一个甲基的细微区别

　　这又是为什么？美降脂本身都尚未批准上市，默克为什么就开始着急开发功能和结构都非常类似的药物？它难道不怕两个兄弟药物之间产生竞争么？即便是更新换代异常激烈的电子消费品行当，我们也没看见苹果公司的 iPhone 5 刚上市就开始强推 iPhone 6 吧？

　　默克的举动当然不是无的放矢。它连续开发美降脂和舒降之的行动，深刻反映了现代小分子制药工业的残酷之处。

　　毫不夸张地说，现代制药工业，特别是以小分子药物为主的化学制药工业，是传统行业中对破坏性创新要求最高的。这里面有三个重要因素在起作用。首先，小分子药物的核心成分一目了然，可以用一个简单的化学结构式清晰描绘。竞争对手可以轻易地从一家公司的专利申请书上看到并模仿制造。说得更直白一点，竞争对手从市场上买回一盒药片，用现代的分析方法也可以轻而易举地获取药片的核心组分。因此，药厂想要尽量避免竞争对手的出现，实现自身研发投入的最大回报，只能通过专利保护这一条途径。一旦原研药物（brand name drug）专利过期，数不清的药厂可以没有延迟地开始制造成分及疗效几乎毫无差别的所谓仿制药（generic drug）。而因为省去了药物研发和

临床试验的巨额投入，仿制药企业可以用极低的生产成本和销售价来轻而易举地打败原研药开发公司。

举个例子吧，美降脂的专利于 2001 年专利保护过期；而就在那一年，美降脂在美国的销售额巨幅下挫。原研药美降脂的市场占有率从原本理所当然的 100% 降到不足 0.5%——在市场上每销售出 1000 片洛伐他汀，美降脂仅占其中不到 5 片，其余 995 片的市场空间都被各家仿制药企业所攫取！对于任何一家药物研发企业而言，从药物上市的第一天起，一个倒计时钟就已经在嘀嘀嗒嗒地预告着这个药物的死亡周期。不断推出更新、更好、更安全的药物是一家药物研发企业的生命线。像可口可乐那样依靠绝不外传的秘密配方统治市场的例子，在制药工业界是绝对不可能重现的。

◇ 小分子药物的专利保护

一般而言，公司总是有充分的动机保护自己开发的产品，独占市场机会，排除竞争对手的出现。为了做到这一点有两个常见办法：申请专利和保留技术秘密。但是鉴于制药工业的特殊性，保持小分子药物的技术秘密是不可能的：监管机构强制要求企业公开小分子药物有效成分的化学结构；同时，竞争对手也很容易从上市药品中检测出药物的化学结构。因此，专利保护成为制药公司保护自身利益唯一的救命稻草。在大多数国家，药物的专利保护期是 20 年。在这 20 年里，其他制药公司不允许生产和销售同一种药物，从而保证了药物开发企业的市场独占地位和市场回报。在原研药独占市场的时间里，制药企业就可以通过高定价获得丰厚利润，也间接支持了其他药物开发环节的巨额成本。不过值得注意的是，一般而言药物公司会在药物开发过程的初期就申请专利，而整个药物开发过程经常会长达十几年——因此计算下来，每个新药能够独占市场享受丰厚回报的时间其实并不长。

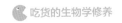

而第二个因素的出现更加强化了制药公司对创新的渴望。

药品，特别是小分子处方药，是一类几乎毫无消费者忠诚度和用户黏性可言的商品。在本书的读者里，可能会有人是大众汽车的忠实拥趸，会有人是肯德基、麦当劳的忠诚吃客，也一定会有各色化妆品、包包、手表、服装品牌的粉丝。但是我想大概不会有人只愿意吃某家公司的药片，别家不要吧！而大多数药品的真正支付方，不管是政府还是保险公司，在选择药物时对药物品牌的关注更是可以小到忽略不计。一旦有疗效和安全性相当、同时价格低廉的替代选项，花大价钱开发原研药的企业往往马上被弃之如弊履。因此，一家药厂如果没有新药源源不断出现，是绝不可能仅靠市场宣传和品牌形象就可以维持盈利能力的。

于是默克管理层决定，在美降脂尚未问世的时候，就开始着手开发新一代他汀类药物，以应对药物短暂生命周期的挑战。

同时流传的另一个消息更让默克的领导层感觉到了巨大压力——美国另一家制药业巨头施贵宝（Bristol-Myers Squibb）也开始和日本的第一三共合作开发全新的他汀类药物。

尽管白白错失开发出第一个他汀类药物的黄金机会，第一三共还是很快借助远藤章在他汀类药物开发上积累的丰富经验，在1979年合成了新的降脂药物普伐他汀（pravastatin）。第一三共还和美国施贵宝一同开展了大规模的临床试验，直接检验普伐他汀能否有效降低高血脂患者发生心脏病的概率，目标直指美降脂的软肋——尽管在降低血脂上成效明显，但是默克公司尚缺乏美降脂是否能够有效降低心脏病的直接临床数据。

在这里，现代制药工业的第三个残酷之处就清晰浮现出来。

在著名的反应停事件之后，包括美国食品和药品管理局在内的各国医药监管机构，对上市药品的要求日益严格和保守。一般来说，制药公司必须提交全面的临床前数据，以获得在人体进行药物临床试验的资格。这部分数据往往多达数千页，内容涵盖药物的物理化学性质、在各种实验动物体内的代谢和动力学数据、药物生产的详细流程和技术指标，等等。而在进入人体试验后，药物要接受更加严苛的临床监管和分析。临床试验往往可以长达数年、包含数百到数千例病患。这其中哪怕是偶然出现的个例严重不良反应，也有可能使该药物的试验和上市被无限期终止。而即便是通过了严苛的评估最终获得上市资格的药物，在其市场宣传、医生处方、上市后疗效观察等方面也都受到持续严格的限制和监管。

◇ 反应停事件

反应停（Contergan，通用名沙利度胺/thalidomide）于 1957 年在德国上市，用于缓解孕妇的晨吐现象。但临床使用中陆续发现，服用反应停会导致胎儿严重的肢体发育障碍。到 1961 年下市为止，反应停在欧洲大陆共导致超过 2000 例婴儿死亡，超过 10000 例婴儿发育障碍。而美国食品和药品管理局的审查员弗朗西斯·科尔西（Frances Kelsey）以缺乏临床数据为由坚决拒绝了反应停在美国的上市申请，保护了一代美国宝宝的健康——美国仅有 17 例海豚胎宝宝降生。反应停事件成为药品监管历史上里程碑式的事件。在此之后，美国食品和药品管理局获得了空前的赞誉和权力。而各国药品监管机构也逐渐提高了对药品上市的监管力度。

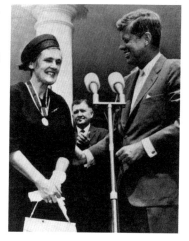

肯尼迪总统为科尔西授奖

这些管制措施无疑是正当的。鉴于药品使用的专业性和特殊性，患者很难全面了解任何一种药物的全部特性和所有使用记录，患者对药物的选择因此很容易受到来自宣传媒介和医生的影响。与此同时，与一般商品不同，药品因其对公共卫生的显然意义，还具备了某些公共品的属性。因此从某种程度上，政府监管机构将药品的开发、销售、选择权从买卖双方手中剥夺了出来，牢牢掌握到了自己手中。

然而，严厉的监管又与对创新的巨大需求形成了尖锐的矛盾。药物公司不得不在冒险和安全的夹缝中艰难生存，就像表演戴着脚镣的芭蕾舞。

以美降脂为例，在默克公司进行的临床试验中，仅仅分析了药物是否能够有效降低胆固醇水平。而这种药物对心脏病的预防效果，则仅有间接的逻辑证据——因为高胆固醇水平会导致心脏病发病率升高，因此降低胆固醇水平应该可以缓解和预防心脏病。但是在严格的监管政策下，默克公司是不能宣传没有经过直接验证的临床效果的。它只能宣传美降脂确实能够降低血脂水平，也允许宣传高血脂带来的潜在健康危险，但是决不允许明白无误地宣称服用美降脂可以预防或者治疗心脏病！

因此，当默克领导层得知第一三共和施贵宝已经得到了新一代的他汀分子，并且已经展开了直接检验心脏病预防情况的临床试验后，他们知道美降脂的好日子就要过去了。第一三共和施贵宝的普伐他汀一旦通过审批上市，两家公司就可以直截了当地面对医生和公众宣传"普伐他汀可以有效预防心脏病"。单这一招，就可以打得美降脂毫无还手之力。默克兢兢业业在公众中建立的"低密度脂蛋白＝心脏病"的认知，等于是为后来者做了嫁衣裳。

默克不仅用心良苦，还有先见之明。他们必须趁热打铁，趁美降脂的热潮稍微平息时，推出有清晰临床益处的新一代降脂药物。这样，借助在高血脂领域的强大宣传攻势、美降脂的良好形象、新药更长的专利保护期，默克才有可能在与施贵宝和第一三共的白刃战中占得先机。

1991 年，默克公司的新药舒降之终于迎头赶上，与第一三共 / 施贵宝的普拉固（Pravachol，通用名普伐他汀）前后脚在美国获批上市。在上市前的临床试验中，舒降之和普拉固都取得了理想的结果，终于使两家公司可以广泛宣传其预防心脏病的疗效。而借力默克公司先期的市场推广，舒降之更是刷新了由它的哥哥美降脂创造的第一年度销售额纪录，上市当年的销售额达到惊人的 7 亿美元。

在这之后，几乎所有的大型制药公司都开始涉足这片充满商机的领域。截至目前，美国市场共有接近十种他汀类药物在销售和应用。全美国有超过三千万人日常服用他汀类药物，总销售额达到惊人的每年 170 亿美元。其中的领跑者，辉瑞公司的立普妥（Lipitor，通用名阿托伐他汀 /atovastatin）则成为了整个人类历史上最成功的药物。在其 2011 年专利过期前，全球总销售额达到 1250 亿美元！

3. 立普妥神话

在大众心中，美国辉瑞公司最有名的产品大概就是俗名"伟哥"的那颗"蓝色小药丸"——男性勃起障碍药物万艾可（Viagra，通用名西地那非 /sildenafil）了。因为伟哥强大的新闻性和神秘感，辉瑞这家公司的品牌形象很大程度上与"伟哥"联系在了一起。这样的误解不光中国人有，即便是在辉瑞的老家美国，一般大众也会在提到辉瑞（Pfizer）的时候下意识地想到这个革命性的药物。

说起来有趣，辉瑞的万艾可最早其实是一种高血压和缺血性心脏病候选药物。然而在一期临床试验中，医生发现万艾可对心血管指标的改善微乎其微，反而意外地发现其对男性勃起障碍有明显的改善作用。1998 年上市的万艾可成为世界上第一个口服治疗男性勃起障碍的药物，在市场宣传和临床应用方面都取得了空前的成功。2008 年，"伟哥"的峰值销售额接近 20 亿美元。"伟哥"的例子也生动说明了现代药物开发的困难和偶然性。

⊘ 辉瑞公司

辉瑞响当当的金字招牌绝非"伟哥"一个药物所能支撑。这家成立于 1849 年、总部位于美国纽约市的制药巨头，拥有近十万名雇员和每年超过 500 亿美元的营业收入。它的旗下拥有覆盖普通药物、特殊药物、营养保健、动物医疗等领域的上百个医药产品。其中，既有我们这里要说的立普妥，也有妈妈们耳熟能详的惠氏奶粉，更有宠物家长们熟悉的灭虫药"大宠爱"和各种动物宝宝的疫苗。值得一提的是，辉瑞公司是医药市场并购的行家里手。2000 年 1118 亿美元并购华纳兰伯特、2009 年 680 亿美元并购惠氏（Wyeth）都创下了当时的纪录。近年来，行业中也屡屡传来辉瑞手拿上千亿美金，求购各大制药企业的新闻。像鼎鼎大名的阿斯利康公司（Astra Zeneca）、葛兰素史克公司（GlaxoSmithKline）、艾尔建公司（Allergan）都曾经是媒体爆炒的辉瑞猎物。

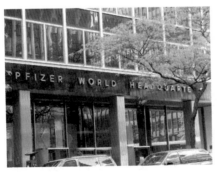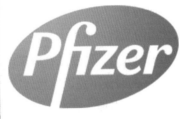

辉瑞公司总部和辉瑞公司的 logo

不过在降脂药领域，辉瑞倒确实是不折不扣的后来者。就连造就奇迹的立普妥，最早也压根不是辉瑞公司自己的产品。

立普妥诞生于 1985 年的美国密歇根州安娜堡市。它的发明人布鲁斯·罗斯（Bruce Roth），是一家如今连名字都已经湮没无闻的药厂——华纳兰伯特制药公司（Warner-Lambert）的雇员。值得一提的是，与出现在立普妥之前的他汀类化合物——远藤发现的美伐他汀和默克上市的洛伐他汀——不同，它不是来源于天然存在的真菌提取物。它是根据几种天然他汀分子的结构和功能，在实验室里人工设计和合成的他汀类分子。它的创造者罗斯也因为在合成立普妥过程中采取的多个创造性方法，获得了化学界颁发的多个奖项，包括美国化学会 2008年颁发的"化学英雄"奖。

顺便插句话，立普妥上市之后的优异临床表现和安全性，足以证明"人工合成的"东西并不比所谓"纯天然的"东西差。大家以后看到宣传药品、食品、保健品时出现的"纯天然""不含人工成分"等字眼，千万要擦亮眼睛啦。

不过，初生的立普妥的命运还是相当曲折。它的东家华纳兰伯特在整个 20 世纪 80—90 年代始终都处于风雨飘摇中：关键药物失去专利保护；寄予厚望的新药申请被拒绝；药品因监管漏洞不得不召回；工厂停产接受整改检查。可以毫不夸张地说，整个制药工业界都在等着看华纳兰伯特的笑话，许多人甚至开始打赌，这家制药界的新兵可能很快就要告别医药行当，回归他们做剃须刀片的老本行了。为了应对危机，华纳兰伯特采取了一系列激进的手段控制开支，其中包括对研发部门的大规模裁员和项目裁撤。

说起来也很辛酸，尽管人人都知道制药企业的生命线是新药研发，但是每当发生财政危机，领导层第一个想到要动刀的从来都是不能马上带来收入的研发部门。而罗斯的立普妥也在被考虑裁撤的项目之列。

毕竟在那时，降脂药市场已经被四个强有力的他汀类药物瓜分殆尽：默克的美降脂和舒降之、施贵宝的普拉固以及稍晚上市的第四名、诺华公司（Novartis）的来适可（Lescol，通用名氯伐他汀/fluvastatin）。更不利的消息是，比起这四种药来说，罗斯的立普妥预计的上市时间要晚差不多整整 10 年。换句话说，等到立普妥上市的时候，美降脂甚至舒降之和普拉固的廉价仿制药都已经呼之欲出了！一个尚未证明自己的、昂贵的原研药，又能有多少生存空间呢？

不甘心自己的心血被放进档案柜束之高阁的罗斯，找到了华纳兰伯特研发部门的负责人罗纳德·克雷斯维尔（Ronald Cresswell）。克雷斯维尔当时正在计划一系列易筋洗髓的大手术以拯救风雨飘摇的公司，罗斯的请求令他如获至宝。

从很多方面来说，克雷斯维尔都称得上是杰出的药物研发领导者。他在华纳兰伯特研发部门任职期间采取的一系列措施，成为立普妥日后取得空前成就的幕后推手。

克雷斯维尔的第一个决定就挽救了立普妥的命运。为了确保公司研发部门的产出，挽救公司每况愈下的营收，他大刀阔斧地砍掉了公司大部分早期的研发项目，专注于那些已经接近开发晚期、并有稳定市场机会的"保守"项目。从某种程度上说，他采取的是一种壮士断腕甚至饮鸩止渴的、用未来机会换取当下生存空间的战略。立普妥作为一种他汀类"后进生"，反而因其较确定的市场预期被克雷斯维尔选中，成为公司困境中求生存的救命稻草。

1992 年，华纳兰伯特孤注一掷地上马了立普妥的临床一期试验。结果却让人大感震惊：立普妥在健康人群——24 名来自华纳兰伯特的雇员身上，取得了远好于同类药物的降胆固醇效果。10 毫克剂量的立普妥即可将低密度脂蛋白水平降低接近 40%，这个数字甚至分别超过美降脂和舒降之 40 毫克和 80 毫克的水平。

好运开始光临这家绝境中的公司。

在 1994 年开始的立普妥三期临床试验中，在克雷斯维尔的坚决推动下，华纳兰伯特做了两件足以让美国食品和药品管理局另眼相待的事情。

首先，他们在临床试验中，直接比较了立普妥和已经上市的四种他汀类药物的临床效果。

其次，他们同时安排了利用立普妥治疗家族性高胆固醇血症的试验环节。

克雷斯维尔的思路是，如果和四种他汀类药物的"头对头试验"取得显著效果，那么立普妥上市后，按照美国食品和药品管理局的规定，公司就可以直接向公众和医生宣传"立普妥是迄今为止降血脂效果最好的他汀类药物"，这样的宣传效果可以很大程度上消除立普妥姗姗来迟的不利影响。而如果立普妥可以治疗家族性高胆固醇血症的患者，那么立普妥就成了能够治疗这种危及生命的罕见病的唯一用药（非常奇怪的是，尽管已经上市的四个他汀类分子药物理论上都应该可以用于治疗这种罕见遗传病，但几家大药厂都没有涉及这一领域），立普妥也因此可以得到美国食品和药品管理局的快速通道审查，提前几个月进入市场。

克雷斯维尔成功了。

1996 年春天，立普妥三期临床试验结束，在"头对头"的直接碰撞中证明了自己。试验发现，最低剂量（10 毫克/片）立普妥的降胆固醇能力超过了最优秀的竞争对手——默克公司的舒降之。这些实验数据足以让立普妥在竞争激烈的他汀类舞台上占据一席之地。亦如克雷斯维尔所料，1997 年年初，立普妥通过美国食品和药品管理局的快速通道审查，获得上市许可。

尽管姗姗来迟，立普妥最终还是带着优等生的光环走上了竞技场。

此时，距离第一个他汀类药物、默克公司的美降脂上市，已有 9 年时间。留给立普妥的时间不多了。

深感自身市场力量薄弱的华纳兰伯特决定和美国制药巨头辉瑞

联手。

辉瑞此时拥有的武器和弱点都非常明确：他们可以利用的是立普妥优于同类的降血脂效果；他们面临的麻烦，则是已经在临床实践中反复证明过自己的四个他汀类对手。

辉瑞采取的市场策略则可以用野蛮而不失狡黠来形容。

一方面，辉瑞笃信"销售代表就等于销量"的野蛮市场规则，强化训练了它旗下一万多名销售代表。在 5 周的标准化训练课程中，辉瑞要求每位销售代表熟练掌握推销立普妥所需的一切生理学、解剖学、药物化学知识，并且在一次次的模拟训练中让销售代表掌握应对各种类型医生的诀窍。随后，一批批用快餐式的医学课程迅速武装起来的代表们奔赴美国各地，不知疲倦地一次次叩响心脏科医生的办公室大门。根据统计，辉瑞的医药代表们每年平均可以拜访 552 次医生，而默克的代表们平均仅有 379 次。就是在这样一次次反复的信息传递和交流互动中，医生和药厂的信任被建立起来，越来越多的医生了解到立普妥在"头对头试验"中的优异表现，开始尝试并习惯将立普妥写入处方。与此同时，在科学评估立普妥的盈利前景后，辉瑞为立普妥定出了一个有足够诚意的价格：其使用成本仅为舒降之的一半左右！

而野蛮扩张的同时，辉瑞也有狡黠的一面。

辉瑞说服监管机构批准了 10 毫克、20 毫克、40 毫克乃至 80 毫克的多种剂量包装的立普妥。而在真实的市场营销中，辉瑞着力推广的，仅仅是其最低剂量、也就是 10 毫克包装的药片。

最高达 80 毫克的包装，最低仅 10 毫克的有效剂量，辉瑞正是利用这一巨大反差创造出了微妙的心理学预期：既然 80 毫克都被监管机构认为是安全的，那么处方 10 毫克应该是非常安全的吧？就这样，不需要任何语言，医生们就会建立起对立普妥的信任感，这也会进一步促使他们开出立普妥处方。

通过地毯式营销轰炸、低价推广、心理学技巧的应用，营销巨人辉瑞打出了完美的揭幕战。上市仅仅一年之后的 1998 年，立普妥在他汀类药物中的市场份额已经达到 18%，一举超过老牌对手美降脂、普拉固和来适可，仅仅落后于默克公司的舒降之。而辉瑞公司的股票也在这一年如同坐了火箭一般翻了一番。立普妥的后来者奇迹，从此被写进了全球顶尖商学院的教科书。

2000 年，辉瑞干脆一不做二不休，以创纪录的价格强行收购华纳兰伯特，将立普妥的所有权以及它带来的滚滚财源全部收入囊中。明星分子立普妥，也在之后的十余年时间内将辉瑞抬上全球制药企业营收冠军的宝座。

4. 再见，小分子药物的荣耀时光

2011 年 11 月 30 日，美国各大媒体的头条都被一条看起来有些学究气的新闻占领了。新闻的内容很简单：辉瑞公司的他汀类药物立普妥，于当日失去专利保护。

这条看似平淡无奇的新闻所产生的影响相当深远。仅仅一周之后，早已准备就绪的美国仿制药巨头沃森制药（Watson Phamaceuticals）就推出了阿托伐他汀仿制药，其定价只有立普妥的七成。而仅仅半年之后，数家仿制药公司的不断介入，使得阿托伐他汀的使用成本就从原先的每月超过 100 美元直线跳水至每月 10 美元。

从 1997 年到 2011 年，长达十多年的立普妥神话就此终结。

而影响还在继续。过去十几年，立普妥是辉瑞公司财源滚滚的印钞机。仅以 2010 年为例，立普妥全球销售额超过一百亿美元，为辉瑞公司贡献了超过 16% 的营收。因此可想而知的是，尽管辉瑞公司在专利失效的困局中使劲浑身解数维持立普妥的销售，但辉瑞公司的 2012 年仍以总销售额顿挫 9% 的结局惨淡收场。辉瑞也因此交出了占据十余年的全球制药公司营收冠军的金交椅。与此相对应，曾经财大气粗的辉瑞在全球开展了波及数万员工的大裁员，同时被迫利用各种手段缩减运营开支。立普妥走下神坛，辉瑞捧着金饭碗的日子也一去不复返了。

同时结束的，可能还有小分子重磅药物的黄金时代。在21世纪第一个10年，包括立普妥在内，数个年销售额超过10亿美元的重磅药物专利陆续过期，各家曾经风光无限的制药公司纷纷跌落"专利悬崖"。立普妥之后，在药物销售额的榜单上，已经没有几个小分子药物的身影，取而代之的是所谓"大分子"药物，即利用重组DNA技术制造的蛋白类药物和单克隆抗体类药物。

◇ 专利悬崖

当一个小分子药物的专利保护过期后，廉价的仿制药将极大地冲击和分割原研药的销售额。因此专利过期往往会为其原研厂家带来销售额骤降的冲击，犹如跌落悬崖。可以说，一个明星药物给其东家带来多少"一览众山小"的风光，就会给它带来等量的跌落悬崖的失落和痛苦。而从悬崖下爬起，需

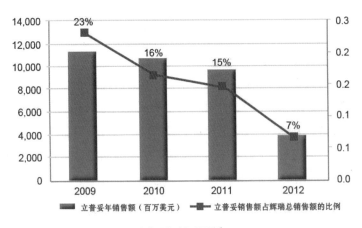

立普妥的"专利悬崖"

要更多、更新药物的补充，其过程往往艰难而漫长。图中展示了立普妥专利到期对辉瑞的影响：就在专利过期当年，立普妥销售额腰斩，其对辉瑞总营收的贡献也从巅峰时期的 23% 下降到 7%。不难想象，每家制药公司都会尽其所能推迟专利悬崖到来的时间。比如为了支持儿童药物的开发，很多国家都有规定，如果企业开展了针对儿童疾病的临床试验，那么药物的专利保护期可以有 6 个月的延长。辉瑞公司也充分利用了这一点，在许多国家争取到了额外的 6 个月"续命期"。

曾经人们普遍认为，他汀类药物的成功，代表着人类生物医学研究和小分子药物开发的先进模式。实验室的基础研究揭示了疾病的生物学机理、发现了新的药物靶点（例如胆固醇合成调节机制和胆固醇"发动机"蛋白的发现）；利用新的药物靶点，制药公司可以展开大规模的小分子筛选以及后期优化，从而获得候选药物（例如从几千种真菌中筛选得到的美伐他汀）；在积累足够的实验数据后，小分子药物接受大规模临床试验的检验并最终通过审批上市（例如美降脂和舒降之的上市过程）；上市后成功的市场推广（例如立普妥的市场神话）——如此这般看起来符合逻辑的药物开发模式，将会为我们带来一个又一个像立普妥这样的，年销售额突破十亿乃至百亿美元的"重磅炸弹"药物。在为制药公司带来稳定收入的同时，也为普罗大众带去健康的希望。

然而，立普妥远去的背影告诉我们，他汀类药物的空前成功，很可能反而是小分子制药工业界的最后一次盛宴，它们的成功模式难以复制。如果我们当一回事后诸葛亮来冒昧分析评点，他汀类药物的成功至少有两个不可或缺的条件。感谢布洛赫，感谢金帅和棕帅的研究，胆固醇代谢可能是人类迄今为止理解的最为清晰详尽的生命过程，这保证了药物开发者在试图征服高血脂的时候对战场的细节了如指掌。他们知道哪里是敌人的软肋，哪里密布地雷和陷阱。与此同时，全球亿万高血脂患者的健康需求提供了巨大的商业机会。任何一种有良好药效的降脂药，哪怕仅仅是切下这块大蛋糕的一角，就足以让它的开发者赚得钵满盆满。

随着降脂药市场的充分开发，人类医药健康市场上可能再也没有这样研究透彻、市场巨大的待摘果实了。

像阿尔茨海默病、帕金森症、自闭症这样大家耳熟能详的疾病，确实患者人数众多，市场机会巨大。但是这些疾病的基础研究仍处在相当初级的阶段，药物开发者走入的是乌云密布满是陷阱的战场。而反过来，很多发病机制非常清晰的疾病，特别是像戈谢病、血友病这样的罕见遗传病，尽管药物开发的门槛较低，但是由于患者群体过于狭小，往往难以动员起药物开发者充分的热情。

立普妥神话的终结，可能也就预示着制药工业界需要彻底改变自己长久以来的药物开发流程和盈利模式——事实上我们也已经看得到这样的变化。越来越多的药物开发者开始关注那些规模远不如高血脂市场、却仍然存在旺盛需求的疾病领域。工业界与学术界的交流和合作愈加频繁，企图在疾病的基础研究领域首先取得突破，为药物开发打好基础。与此同时，开发困难但仿制容易的小分子药物也在逐渐失去工业界的宠爱，很多人的目光转向了各种大分子蛋白和单克隆抗体药物。

立普妥退场了，而我们高血脂的故事还在继续。新的希望，已经出现在地平线上。

三 | 老疾病的新战线

1. "小众"疾病有大用

我们本章故事的主角当然是高血脂。但是细心的读者可能已经发现，当我们说到高血脂的时候，其实分别指代了两种非常不同的疾病。

一种当然是我们日常所见的高血脂——那种脱胎于不健康的现代生活方式（特别是不健康的饮食和运动习惯）的代谢疾病。理论上也许所有人都有机会被这种病缠上，只要他／她血液中总胆固醇和低密度脂蛋白的含量超过了某条警戒线。另一种则是相对更加"小众"的、由于遗传因素导致的疾病——家族性高胆固醇血症。在我们曾经讲到的约翰·戴斯普塔体内，一个特殊的基因——低密度脂蛋白受体基因——出现遗传突变，无法为身体的胆固醇工厂踩刹车。

这种"小众"的高血脂，对于正在阅读这本书的你们来说，真的有任何意义和关联么？

而我必须首先声明，大众和小众疾病在高血脂的故事里反复出现，同时成为故事的主角，是有着深刻的科学原因的。

让我们先多聊几句这些"小众"的疾病吧。

在现代医学的词典里，能够清楚命名和定义的疾病有成千上万种。我们或许可以按照病因，把它们粗略地画在一条连续的谱线上。光谱的中央地带分布着绝大多数的疾病种类，它们是由先天遗传因素和环境因素共同导致的。

光谱的一端是完全由外源因素引起的疾病，代表是病原微生物引发的疾病，诸如人类免疫缺陷病毒引起的艾滋病、结核分歧杆菌引起的肺结核等。在日常生活中经常困扰我们的感冒发烧，绝大多数也是由细菌或病毒感染引起的。

而光谱的另一端则是完全由内源因素引起的疾病，也就是我们要说的遗传病了。我们知道，我们每个人高矮胖瘦、头发和皮肤的颜色等性状，很大程度上是由我们从父亲母亲那里分别继承来的两套DNA遗传物质所控制的。高中生物课本上的例子大家可能还记得，比如单眼皮还是双眼皮、血型是什么、卷舌与否这些性状都是遗传因素决定的。如果人类基因组上某个或者某几个特定基因，因为某种原因出现了DNA遗传密码的改变，很可能就会导致人体某种生理功能的异常。这样的疾病就被称为遗传病。

与约翰·戴斯普塔的情形类似，有许多遗传病是单个基因遗传突变导致的。血友病是一个广为人知的单基因遗传病：在血友病患者体内，编码和生产凝血因子的基因存在遗传缺陷，导致一旦出血就会血流不止。戈谢病也是一个相似的例子：它是由于人体中负责编码和生产葡萄糖脑苷脂酶的基因产生突变导致的。在这些患者体内，葡萄糖脑苷脂大量累积在各种器官内部无法降解，从而出现了包括生长迟缓、肝脾大、语言和意识障碍在内的许多症状。根据目前的估计，单基因遗传病有超过一万种，它们的发病机制、发病率和严重程度千差万别。比如说，我们在瘦素故事里讲到过先天性瘦素缺陷症，这种疾病发病率极低，迄今为止全世界范围内报道的患者数量也仅有几十人。而血友病和戈谢病的发病率就要高得多，可能达到数万分之一。当然无论如何，相比起那些动辄威胁亿万人健康的"大众"疾病来说，任何一种遗传病的患者群体总是小众的、孤独的、容易被忽略的。

♡ 罕见病和孤儿药

　　绝大多数的遗传病发病率都很低，可以笼统地归入"罕见病"这一范畴。可想而知的是，由于发病率低，关注度小，很多遗传病的发病机制都没有经过详细的研究。而同时又因为市场空间小，追逐利润的公司往往没有多大兴趣为这些患者开发药物，少数存在的药物（这些药物因其稀少被称为"孤儿药"）也往往有着极其高昂的定价。罕见病患者无疑是不幸的：在身患疾病的同时，他们往往还得不到社会足够的关注、医疗保障体系足够的支持、科学家和药物开发者足够的热情。为了鼓励针对罕见病的基础研究和药物开发，很多国家出台了相关法律。例如美国早在1983年就通过了所谓"孤儿药法案"，为开发孤儿药的公司提供审批快速通道、税收减免、更长的专利保护、研究补贴等。欧盟和日本也随后通过了相似的法律。在我们的故事里，立普妥正是利用了这一点获得了快速审评和优先上市的机会。与此同时，公共和商业保险公司也逐渐覆盖了更多的孤儿药物，让更多的患者能够接受昂贵的药物治疗。与此同时，大量的非政府组织也利用各自的方式唤醒大众和国家机构对罕见病患者的关注。前一阵子全球流行的"冰桶挑战"，正是为了支持"渐冻人症"而发起的。这种疾病学名叫做脊髓侧索硬化症，发病率仅为十万分之一。著名物理学家斯蒂芬·霍金（Stephen Hawking）也身患此症。

　　既然如此，我们这些幸运的"大多数"，为什么还要关心这些"小众"的疾病？

　　当然，每个人的生命都是平等的，罕见疾病的患者也需要、并且应当得到关注和支持。可是我想说的是，即便是暂时抛开伦理和道德层面的考量，人们关注"小众"疾病，还有着更深刻的科学原因。

　　还是回到约翰·德斯普塔的例子吧。是的，约翰罹患的是一种非常罕见的高血脂遗传病。我们已经讲过，这种疾病的发病是由于患者体内的低密度脂蛋白受体出现遗传缺陷所引起的。这种罕见遗传疾病的发病原因，和绝大多数高血脂患者都完全不同。

但是别忘了，在我们的故事里，来自小约翰的细胞是一份珍贵的馈赠，它帮助达拉斯的两位帅哥科学家真正理解了人体细胞中胆固醇工厂的刹车机制，为他汀类药物的闪亮登场铺平了道路。

这背后的道理说白了很简单。大众的疾病往往原因纷繁复杂，中间既有许多环境因素的诱发，也有大量遗传因素的贡献，任何单一因素的贡献都可能小到忽略不计。而患者的年龄、性别、种族、饮食习惯、疾病史各种变量又纠缠其间，会让我们很难抽丝剥茧地从中找出最关键的疾病驱动因素并对症下药。而"小众"遗传病往往患病原因非常单一而清晰——约翰的病仅仅是一个基因突变的结果。那么科学家和医生就可以在相对纯粹的系统里深入研究疾病的发病机制、研究基因与疾病的关系、研究潜在的药物治疗方法。而从"小众"疾病的研究中获得的信息，往往又可以推广到更大众的疾病领域去。

在高血脂的故事里，这样的小众反哺大众的情形一再出现。约翰·戴斯普塔帮助我们理解了胆固醇的刹车。而接下来的故事里，一位完美女人又帮助我们发明了新一代的降脂药物！我们必须充满感激地说，遗传病患者都是折翼的天使，但他们却帮助更多的人获得了重返健康的机会。

2. PCSK9 基因

让我们从 2003 年开始，重新讲述我们的高血脂故事。

就在人们以为，在接近半个世纪的探索后，胆固醇合成调控的全部秘密已经大白于天下的时候，来自法国尼克尔病童医院的科学家们在这一年发现了一类全新的人类家族性高胆固醇血症。

在此之前人们已经发现了两种基因突变能够导致家族性高胆固醇血症。一种就是我们已经讲到过的约翰·戴斯普塔体内的基因突变：位于患者细胞表面的低密度脂蛋白受体发生突变，从而失去了结合和响应低密度脂蛋白的能力。而第二种基因突变则发生在低密度脂蛋白自身。遗传学家们发现，如果低密度脂蛋白的组成单元——载脂蛋白B（ApoB，apolipoprotein B）发生突变，也同样能够引起类似的疾病。从道理上说，两种遗传突变的结果是类似的：在患者体内，胆固醇的生产失去了刹车，导致肝脏永不停息地大量制造胆固醇、血液中胆固醇含量异常升高。

20 世纪晚期，遍布全球的内分泌科和心脏科医生接诊和治疗了成百上千的家族性高胆固醇血症的患者。这些患者体内，两个基因中至少有一个存在遗传突变，无一例外。

但是这一次，事情起了变化。

尼克尔病童医院的凯瑟琳·布瓦罗（Catherine Boileau）和她的同事们发现，在一个庞大的法国家族里，连续三代都有人出现了典型的高胆固醇血症的症状。简单来说，一个患病的爷爷，把疾病遗传给了自己的两个儿子和三个女儿，还有一个孙子。但布瓦罗很快确认，这个大家庭里面并没有出现上述两个已知基因的任何遗传缺陷。

很明显，这个家族中潜伏着一类全新的疾病。如果找到他们患病背后的遗传因素，也许能帮助我们进一步理解甚至治疗这种疾病。于是，布瓦罗和她的同事们决定利用连锁分析的技术，寻找这个家族疾病的真凶。

在瘦素的故事里我们已经讲到了连锁分析的精彩案例。杰弗瑞·弗里德曼正是通过小鼠连锁分析的方法，在八年努力后找到瘦素基因的。简单来说，根据基因的连锁与交换定律，两个基因在 DNA 链条上的物理距离越近，两者发生交换的概率就越低，因此在子孙后代身体内两者"连锁"在一起的概率就越大。因此如果我们知道两个基因之间紧密连锁，就可以判断它们必然紧密相邻。这时候如果我们已经知道其中一个基因的具体位置，就可以顺藤摸瓜找到另一个基因的位置了。

为了完成连锁分析，弗里德曼让肥鼠反复杂交繁殖，在它成百上千的老鼠子孙中分析基因连锁的概率。显然，布瓦罗不可能把人当成老鼠来杂交繁殖。但幸运的是，她发现的这个法国家族子孙繁盛，爷爷奶奶一共养育了9个子女和20个孙子孙女。这些天然的"杂交后代"已经足够让她做一番遗传学分析了！于是到了2003年，布瓦罗和她的团队终于正式报道了一个名为PCSK9（前蛋白转换酶枯草溶菌素9/proprotein convertase subtilisin/kexin type 9）的基因。他们声称，正是PCSK9基因序列中的遗传突变导致了这种基因的功能异常增强，产生了一种全新的家族性高胆固醇血症。

人类遗传学的魅力在这里展露无遗。如果说大多数生物学家需要在实验室里模拟、假设、研究复杂的生物学过程，那么人类遗传学家完全不需要模拟和假设。人类遗传学家的研究对象就是人体本身，他们的实验室是整个人类社会，他们的工具就是几十亿地球人生生不息地繁衍！

一种全新的"小众"高血脂病，一个全新的高血脂致病基因PCSK9。

一石激起千层浪。

说来也巧，就在布瓦罗找到PCSK9基因的前后，达拉斯两位帅哥科学家（这时候也许称呼他们为两位帅老头科学家更合适了）的学生们一直在进行着一项工程浩大的研究项目。医学博士出身的海伦·霍布斯（Helen Hobbs）与生物学博士出身的乔纳森·科恩（Jonathan Cohen）合作，希望用一套全新的研究方法重复两位老师的巨大成功。（图3-13）

世纪之交，万众瞩目的人类基因组计划启动实施。当时的许多政界领袖和科学家都把基因组计划当成是和曼哈顿工程（原子弹计划）、阿波罗工程（登月计划）比肩的伟大工程。通过对人类46条染色体、30多亿个DNA碱基对的识别和解读，人类也许能够在微观尺度上彻

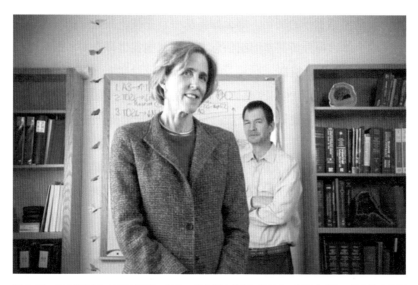

图 3-13 达拉斯的另一对科学搭档：海伦·霍布斯（前）和乔纳森·科恩（后）。他们的合作研究为新一代降脂药物打开了大门

底理解自己。当然，如果用批判的眼光回头审视，我们会发现，知道了人类基因组的全部编码序列，其实距离理解每一个碱基、每一个基因到底发挥了什么样的作用仍然相去万里。但是我想谁都不会否认，人类基因组序列的清晰描绘从很大程度上改变了我们理解自身的方式，也极大促进了临床医学的进步。用美国总统奥巴马的话说，当年花在基因组计划上的每一块钱，在今天已经带给我们一百四十块钱的超额回报。

霍布斯和科恩的研究深深地植根于人类基因组计划。他们开展了一项覆盖三千多人的大规模研究。对每一个接受检查的人，他们都收集了一整套生理指标：身高体重、血压、体脂含量、血脂含量、低密度脂蛋白含量等——当然，还有每个人的 DNA。他们两人的假设是这样的：这么一个庞大的群体中遗传多样性是非常高的。里头一定存在各种各样稀奇古怪的遗传突变，影响了个体的生理指标——其中当然也包括血脂水平的变化。那么如果从中首先找出那些血脂出现异常变化的个体，再分析其基因组信息，也许就能找出许许多多影响血脂水平的新基因和新机制。

在布瓦罗报道 PCSK9 基因的时候，霍布斯和科恩刚刚结束他们的样本收集工作。他们敏锐地意识到，重大发现的机会来了。

霍布斯和科恩马上重新查阅了厚厚的档案袋，把里面所有低密度脂蛋白显著低于常人的"异常健康"样本都重新翻了出来。既然 PCSK9 基因功能增强会导致高血脂，那么这些异常健康的低血脂人群体内 PCSK9 基因应该功能减弱才对。

他们的实际发现要比这个预测更有说服力。

霍布斯和科恩发现了一位完美女人——他们某位研究对象的小女儿、一位身体健康的黑人女性。这个完美女人的体内，由于遗传突变，PCSK9 蛋白的水平低到可以忽略不计，低密度脂蛋白水平更是低到普通人的十分之一！

于是从布瓦罗到霍布斯和科恩，PCSK9 基因和血脂水平的关联被强有力地建立起来：PCSK9 基因功能增强导致高血脂，而 PCSK9 基因的遗传缺陷导致低血脂。

而可能更重要的是，这位完美女人的存在本身就证明，如果能够设计一种药物，专一性地去除人体内的 PCSK9 蛋白，就可以高效治疗高血脂而不需要担心副作用。别忘了，这位完美女人从出生那天起体内就没有任何 PCSK9 蛋白，但这丝毫不影响她拥有健康的身体。事实上，她本人还是一名专职健身教练！

3. 全新降脂药

短短数年里，大西洋两岸的两个独立研究项目机缘巧合地碰撞在一起，将 PCSK9 从一个鲜有人问津的无聊基因，变成了治疗高血脂的新希望。

事实上，PCSK9 的好运气还不止于此。关于它的第三条线索也逐渐浮出水面了。

2003 年，就在布瓦罗的团队报道 PCSK9 基因的那一年，美国纽约洛克菲勒大学的简·布莱斯勒（Jan Breslow）实验室也在一项小鼠研究中偶然发现了这个基因的身影。他们发现，如果给小鼠大量喂食胆固醇，小鼠肝脏中的许多基因的活动性出现了明显地下降，其中也包括 PCSK9——这个当时布莱斯勒一无所知的基因。而在看到布瓦罗的论文之后，布莱斯勒实验室的研究立刻全力指向这个神秘的基因。在短短几个月时间内，他们证明了 PCSK9 蛋白的功能，居然就是降解老鼠肝脏的低密度脂蛋白受体。

别忘了，约翰·戴斯普塔的故事告诉我们，低密度脂蛋白受体是胆固醇刹车板的重要组件。正是因为缺了低密度脂蛋白受体，约翰才罹患了家族性高血脂。因此，布莱斯勒实验室完美解释了布瓦罗、霍布斯和科恩的发现。为什么 PCSK9 的增强会导致高血脂，而其缺陷会导致低血脂？正是因为这种蛋白会强有力地抑制低密度脂蛋白受体，它是胆固醇刹车板的刹车板！

相比人们对胆固醇合成及其调控机制的研究，人们对 PCSK9 的理解快得惊人。

同样，相比他汀类药物，人类利用 PCSK9 治病救人的速度也快得惊人。

制药公司的目标很明确，在他汀类药物纷纷失去专利保护、降脂药市场陷入一片混战的情形下，他们需要更新、更好、更有说服力的新药来重新抢占市场制高点。

制药公司的方法也很简单：既然 PCSK9 如此重要，那就想办法抑制 PCSK9 的活性吧。

仿照他汀类药物，一个常规的思路就是寻找天然的或者是人工合成的小分子化合物，与 PCSK9 蛋白结合并抑制其活性——实际上到今天，立普妥的东家辉瑞还在考虑这个可能性。然而这个思路并没有取得太好的进展。也许一个原因是，我们人体中类似 PCSK9 的蛋白质太多了！设计一个小小的化合物，让它和 PCSK9 蛋白特异结合、却不影响其他类似蛋白质的功能非常困难。

这也是整个小分子制药面临的一大技术挑战。对于许多人类疾病来说，可以用于药物开发的目标蛋白或多或少总是有一些的。如果能够成功地激发或者抑制这些目标蛋白，就可以有效地治疗疾病。但是，想要找到或者设计出一个结构简单的小分子化合物，让它在广袤无垠的细胞海洋中目不斜视地拒绝其他一切蛋白的诱惑，百折不挠地找到这些散落各处的目标蛋白，然后如胶似漆地与之结合，不离不弃，难度是非常大的。也正是这个原因，在现实的药物开发中，许多已经在实验室的培养皿里被证明可以有效识别并影响目标蛋白的化合物，一旦进入动物和人体试验，就会出现这样那样的问题并导致最终的失败：化合物无法顺利在体内溶解进入循环、化合物被无情地降解排泄、化合物找不到要进入的细胞甚至找到了也无法进入、化合物与无关蛋白大量结合带来的副作用……事实上，在典型的小分子药物开发流程中，平均 250 个进入动物实验的小分子化合物，只有 1 个会顺利通过临床试验的检验进入市场。

于是这一次，制药巨头们不约而同地选择了另外一条道路：利用单克隆抗体技术，抑制 PCSK9 的活性。

大家可能都听说过抗体这个词。它是人体内天然存在的一类蛋白质，这类蛋白质的结构（图 3-14）千变万化，拥有无穷无尽的可塑性和创造力。正是依靠这种创造力，抗体能够肩负起为人体抵御外来病原入侵的重任。不管什么样的危险物质进入人体，人体里都能找出一种抗体分子来，恰巧像锁和钥匙一样精确地识别这种危险物质，并引发身体的免疫反应与之对抗。而各种狡猾的病原微生物，也正是通过高频率的遗传突变不停地改造自己，以逃脱人体免疫系统的识别和攻击。

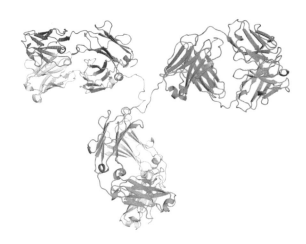

图 3-14 一个抗体蛋白质的三维结构模型。抗体比典型的小分子药物（例如上文展示过的他汀类药物）大了许多（分子量要大上数百倍），也复杂了许多。在人体内，抗体蛋白利用"Y"形的两条侧链结合并识别各种各样的外来危险物质。侧链蛋白质的构成千变万化，赋予了抗体蛋白高度的多样性和特异性。单克隆抗体药物正是利用抗体的这个特点，人工设计制造出能够定点识别某种疾病相关蛋白的抗体分子来

　　单克隆抗体药物正是利用了抗体分子精确识别和对抗的能力。它其实就是一种人工筛选和制造的抗体分子。这种人工抗体分子进入人体之后，同样可以精确而高效地识别和攻击一种目标蛋白，从而发挥治疗疾病的功能。

　　抛开技术细节不谈，单克隆抗体药物至少有两个小分子药物难以比拟的优势。在技术上，由于单克隆抗体蛋白分子本身来源于人体，而且具备极高的特异性，它们比小分子药物更容易被人体接受利用，也更能避免副作用。而从商业上来说，尽管和小分子药物一样、单克隆抗体药物也存在专利失效的问题，但是单克隆抗体药物本质上是一个尺寸和复杂程度都远超小分子药物的巨大蛋白质，生产单克隆抗体对一家公司乃至一个国家的生物技术能力有极高的要求，市场壁垒森

严。而且，这些对工艺和质量控制的潜在要求也无形中塑造了药物使用者的黏性和忠诚度，客观上阻止了仿制药厂家利用低成本优势抢占市场。

◇ 单克隆抗体药物

如果说小分子药物的生产车间像一个化学实验室，那么单克隆抗体药物的生产车间就像一个发酵工厂了。和小分子药物不同，单克隆抗体药物本身是体型巨大的蛋白质，人类目前尚无成熟的技术手段在实验室人工合成，因此需要借助细胞自身的力量。单克隆抗体的生产可以简单如此描述：首先将需要被抑制的目标蛋白（比如 PCSK9 蛋白）注射到动物体内，动物的免疫反应随之被引发，大量的 B 型淋巴细胞被刺激产生，它们可以合成和分泌精确识别 PCSK9 蛋白的抗体。之后，这种 B 淋巴细胞被取出，小心翼翼地与试管里的癌细胞融合在一起。这种融合后的细胞兼具癌细胞不停分裂增殖和 B 细胞生产抗体的能力，从而能够源源不断地为我们生产 PCSK9 抗体。当然，在实际情况里单克隆抗体的生产要远比这个复杂得多，对一家公司乃至一个国家的生物工程能力要求极高。

疗效和安全性可控，商业上有竞争优势，于是在短短数年间，敏锐而奋进的制药巨头们蜂拥进入了这片充满希望的田野。2015 年夏天，两个 PCSK9 单克隆抗体药物获得了美国食品和药品管理局的批准上市。这时候距离布瓦罗的团队报道 PCSK9 基因，才过了 12 年。要知道，从 1959 年人们发现胆固醇"发动机"蛋白——HMG 辅酶 A 还原酶，到第一个能够抑制这种"发动机"蛋白的药物美降脂于 1987 年上市，人们等待了足足 28 年！

看到这个，不知道我们该庆幸 PCSK9 惊人的好运气和单克隆抗体药物的美好前景，还是该再一次为刚刚离去的小分子化合物黄金时代，致以深切的敬意和感激，还有同情。

然而毋庸置疑的是，在 PCSK9 的故事里，科学发现又一次带给我们改善自身健康的全新希望。不管是布瓦罗和饱经病魔摧残的法国高血脂家族，还是霍布斯、科恩和他们开展的三千多人的达拉斯人口普查，又或是布莱斯勒实验室在小鼠模型上进行的 PCSK9 的最初研究，在科学家还埋头于自己的科学探索的时候，普罗大众很难一下子理解，自己的血汗钱有没有被科学家们花费得物有所值。

是啊，不就是影响几十口人的罕见遗传病，不就是几千个人的血脂调查，不就是几只小老鼠身上的生物学研究么？比起救助穷孩子们上学、帮流浪汉们填饱肚子、建几座金碧辉煌的大厦、主办一场普天同庆的体育盛会，到底有什么样的实际意义？我又为什么要为此打开腰包呢？

希望高血脂的故事，能给您一个满意的回答。

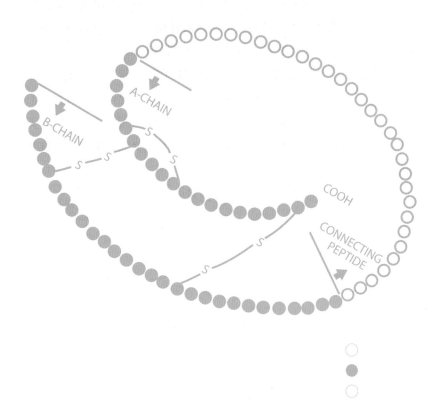

第四章
甜蜜的疾病

糖尿病早已是众人皆知的世界性流行病。根据世界糖尿病联盟 (International Diabetes Federation, IDF) 的估算，2013 年全球糖尿病患者已经逼近 4 亿人（图 4-1）。而在中国，据 2013 年的官方数据，18 岁以上成年人的糖尿病发病率已经高达 11.6%，绝对患者数已经突破亿人。甚至有人开玩笑说，地球上最流行性的疾病，除了流行性感冒大概就是糖尿病了！

可是你们真的了解这种疾病么？糖尿病和我们刚刚讲过的脂肪又有什么关系？为什么有些人出生没多久就得了糖尿病，有些人要中年发福之后才会得？而如果假设你是一名医生或者科学家，当一位糖尿病患者走到你面前的时候，你究竟需要什么样的探索和实验，才能确切无疑地告诉他或者她到底得了什么病？又需要什么样的创造和发明，才能帮助他或者她恢复健康？

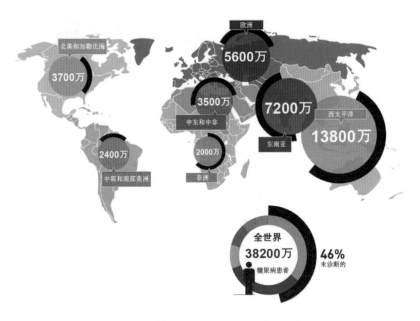

图 4-1　2013 年全世界糖尿病患者人数分布

一 | 血糖与疾病

　　大家对糖尿病这个名词大概都不陌生。说得惊悚一点，在你们看这篇文章的时候稍稍停顿一下，心里默默数上七八个熟悉的亲朋好友的名字，那么按照概率，这七八个人当中可能就会有一位糖尿病患者。因为据中国 2013 年的官方数据，中国 18 岁以上成年人的糖尿病发病率已经高达 11.6%，绝对患者数已经突破亿人。

　　糖尿病的流行趋势绝非中国独有。按照国际糖尿病联盟的估算，2013 年全球糖尿病患者已经接近 4 亿人，2014 年全球有接近 500 万人死于糖尿病及其并发症。而且根据预测，糖尿病发病率还将持续地快速增长——至 2030 年，全球发病率甚至还可能翻倍！甚至有人开玩笑说，除了流行性感冒，糖尿病乃是人类社会第二常见的疾病。这话倒并非完全是耸人听闻。要知道，让许多人谈虎色变、每到秋冬季节都心怀惴惴的流行性感冒，每年全球感染率为 5%~10%（成人），每年流行都会产生 300 万~500 万例严重病例，带走 25 万~50 万人的生命。单纯比较发病率的话，糖尿病可说是当之无愧的疾病之王；加上病死率的话，流行性感冒在糖尿病面前只能算小巫见大巫了！

在开始写这一章之前我也咨询了一下亲朋好友。发现大家在提到糖尿病时，也都大概知道这种疾病和血糖水平相关，少数人也能提到胰岛素的作用，不过说起为什么过高的血糖水平有害，胰岛素到底又是干什么的，许多朋友并不了然。在故事的开头，还是让笔者花一点笔墨，给读者们稍微展开说说血糖、胰岛素和糖尿病之间的联系吧。

1. 血糖减压阀

大家的理解没错，糖尿病确实是一个和血糖——血液中的葡萄糖——水平密切相关的疾病。

葡萄糖可不是一个简单的分子，它的生命史本身就是一部传奇。

葡萄糖是一种由 6 个碳原子为骨架构成的碳水化合物分子。它可能是整个地球生物圈里，被利用和储藏得最广泛的碳水化合物了。甚至有理论认为，在生命尚未出现的、数十亿年前的太古宙海洋中，已经有金属离子在催化着葡萄糖分子的分解，从而构成了生命原初的化学约束力。（图 4-2）

在今天的地球上，仍有巨量的细菌和几十亿年前一样，把葡萄糖当成最主要的能量"载体"。当需要能量维持其生存和新陈代谢时，细菌将每一个葡萄糖分子投入十步严格控制的生化反应，产生两个叫做三磷酸腺苷的能量"货币"。而细菌也会利用太阳能或是环境中的化学能源，源源不断地合成更多的葡萄糖分子，储备起来以备不时之需。

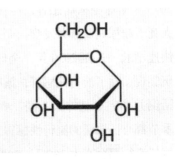

图 4-2 葡萄糖的化学结构。化学分子式 $C_6H_{12}O_6$，相对分子质量 180.16，密度 1.54 克每立方米，熔点 146 摄氏度，水溶性极高。是地球有机生命共同的能量之源

大家可以看到，这套葡萄糖合成—储存—分解系统的核心在于，环境中起伏不定甚至稍纵即逝的能量，例如寒冷冬天里的一瞥明媚阳光或是海底火山喷出的高浓度含硫热泉，以葡萄糖分子的形式被有效地物质化，极大地延长了能量稳定供应的周期，为有机生命在险恶多变的自然环境中生存下来提供了有力保障。

可能也正因为如此，葡萄糖分子作为能量载体的功能，历经亿万年进化，在几乎所有的地球有机生命中都保留了下来。不仅如此，比细菌更复杂的生物，像动物和植物，对葡萄糖分子的利用更是花样翻新。

一方面，高等生物通过更复杂的化学反应，理论上从每一个葡萄糖分子中最多可以榨取出 38 个能量货币三磷酸腺苷，这使得葡萄糖分子作为能量载体的效率大大提高了。而另一方面，在这些复杂生物中，单个的葡萄糖分子更是被进一步合成为更加稳定的大分子物质（例如淀粉和糖原），并在特定的细胞里储存起来，为生物体提供更长久、更稳定的能量储存。举例来说，在一个成年人体内的骨骼肌和肝脏里，储存了多达 500 克的糖原分子可以随时为身体供能；而不少植物更是在特化的根、茎、和种子里大量地储备淀粉，在满足自身存活需要的同时更是（无可奈何地）为人类提供了从烤土豆、绿豆汤到扬州炒饭的各式美食。

♡ 土豆传奇

土豆起源于南美洲，并在明朝末年传入中国。这种特别的茄科植物为了高效储存能量，发育出了极端膨大的地下变态茎，其内容物主要是葡萄糖分子所形成的淀粉：每100克湿重中淀粉含量可达惊人的15克。这种被后人命名为土豆的地下能量仓库，保证了这种植物在南美安第斯山的高寒气候中能够健康成长。而在 7000~10000 年前，人类的先民们慧眼独具地挑中了这种植物开始培育和栽种，并逐渐将其作为重要的食物来源。到今天，土豆已经成为全球第四大粮食作物，养活了大量人口和难以计数的牲畜。说起来，土豆在人类历史中留下了不可磨灭的印记。开始于1845年的爱尔兰大饥荒，主要就是因为土豆晚疫病导致土豆大规模减产引发的。这场饥荒迫使上百万爱尔兰人移民北美，深刻地改变了爱尔兰和美国的人口结构和历史走向。对于中国来说，土豆的引入间接造就了著名的康乾盛世：中国人口从乾隆年间的1.4亿快速上升到道光年间的4.3亿，其中就有土豆的巨大助力。近年来，土豆主粮化的呼吁又一次进入了中国人的视野。

小小细菌对能量的需求，理解起来并不那么复杂。这么小一个细胞，缺能量了就分解葡萄糖，不缺能量了就储备葡萄糖呗。但是人类的身体由上百万亿个细胞构成，这些细胞的大小、形状、位置和能量需求多种多样，极端复杂，而葡萄糖分子却又主要储备在肌肉和肝脏这两块相对集中和独立的地方。那么一个麻烦的问题就来了：我们身体里的细胞那么多，不同的细胞对能量的需求又总是在变动当中。我们的身体又是如何判断什么时候缺乏能量；又是怎么通知肝脏和肌肉，并从中提取葡萄糖分子以供身体需要呢？

我们身体的应对思路是这样的：他强由他强，清风拂山冈，他横由他横，明月照大江。

想要设计开发出（或者说，由进化发展出）一套信号采集系统，实时监测身体上百万亿细胞的能量需求，然后迅速的产生一对一的反应是不现实的，这套系统即便是能开发出来，可能需要用上的细胞数量不会少于需要被监测的对象，监测本身动用的能量可能还要高过实际需要的能量，这种叠床架屋的思路不是进化所擅长的。

我们身体的对策是，不需要专门照看每个细胞，只要设计一套血糖稳压系统，保证身体血液循环中的葡萄糖水平保持恒定即可。在这套系统的操纵下，身体所有的细胞都可以稳定地从血液中汲取葡萄糖分子作为能量来源。如果能量需求提高，血糖稳压系统可以为血液注入更多葡萄糖，以提供充足的能量供应。如果细胞此时不需要那么多能量，那么这套血糖稳压系统也可以及时停止将更多的葡萄糖输入血液中，甚至回收过剩的葡萄糖分子，防止血液中积累不必要的高浓度糖分子，变得太"甜"了。

我们身体里的这套血糖稳压系统，主要就是两个蛋白质分子的作用：胰岛素（insulin）和胰高血糖素（glucagon）。（图4-3）

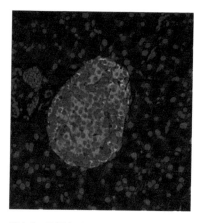

两个分子的功能恰好相反。胰岛素的功能是血糖"减压"：当血液中葡萄糖水平过高时，胰腺中的胰岛素合成细胞——贝塔细胞（beta cell）——启动分泌程序，将胰岛素释放入血液。血液中的胰岛素能够指挥我们的身体细胞——主要是肌肉细胞和脂肪细胞，将血液中的葡萄糖分子大量"吸收"进去、合成糖原、再储存起来；同时命令那些能够生产葡萄糖的细

图4-3 显微镜下的胰腺组织。其中贝塔细胞（红色）和阿尔法细胞（绿色）清晰可见。我们在后文中还会反复提及这两团功能极其重要的细胞。大家可以看到，负责血糖"减压"和"升压"的细胞，彼此非常靠近。事实上它们之间也存在复杂的相互作用，从而实现血糖的精确调节

胞——主要是肝脏细胞——不要再生产葡萄糖了。双管齐下开"流"节"源"，血液中的葡萄糖水平立刻就会下降。

反过来，胰高血糖素的功能则是血糖"升压"：当血糖水平过低时，胰腺中的阿尔法细胞（alpha cell）能够分泌功能和胰岛素恰好相反的胰高血糖素。它可以开"源"节"流"，向血管中注入更多的葡萄糖分子。

当然，这套血糖稳压系统比我们上面说的要复杂得多。事实上，

身体并不必要、也没有能力把血糖水平始终维持在一个刻板的直线水平上。人体的能量主要来自食物，而我们并非每天 24 小时一刻不停地、速度恒定地吃一种质地均匀的颗粒状食物。一般而言我们一天就吃三顿饭，三餐之间短则几个钟头、长的话就没谱（依我们工作或者玩网游的状态而定），每顿饭的食物需要为我们提供几个小时的能量。因此可以想象，在每顿饭之前我们感到饥饿的时候，血糖水平是处在一个相对低谷。而饱餐一顿之后，血糖又会有一个急剧飙高的尖峰时刻。举例来说，按照美国糖尿病协会（American Diabetes Association, ADA）的建议，空腹状态下血糖的正常水平在 4~5.5 毫摩尔/升（70~100 毫克/100 毫升）附近，餐后的血糖合理水平则应该在 7.8 毫摩尔/升（约 140 毫克/100 毫升）之下。（图 4-4）

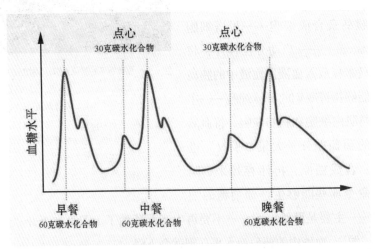

图 4-4　一天当中的血糖波动。我们可以看到，血糖水平在进餐或者小点心前后会有急剧的波动。进食之后，食物中的葡萄糖进入血液引起血糖飙升，而之后血糖水平迅速下降，这主要归功于胰岛素的"减压"功能

　　而正因为如此，除了维持血糖在一般状态下的稳定水平之外，胰岛素还肩负着在餐后尖峰时刻力挽狂澜、维持血糖水平不要高得太离

谱的艰巨使命。与此同时，我们人类作为杂食甚至还偏好肉食的动物，食物中除了碳水化合物之外还有颇多蛋白质和脂肪等能量分子，这些能量分子的代谢又和葡萄糖之间有复杂和微妙的联系。总而言之，我们身体这套血糖稳压系统，特别是胰岛素这个血糖减压阀，其意义是无论如何强调都不为过的。

这个减压阀的工作原理也没有想象得那么简单。

我们做一个简单的类比吧。大家可能都知道我们日常生活里也有一个常见的减压阀，安装在高压锅上，负责控制锅内的气压。它本质上就是一个沉甸甸的小秤砣，压在高压锅上一根细细的导管上。如果锅内的压力太大，空气冲出导管顶起秤砣，就能够减小锅内气压。高压锅正是靠这个东东，保证锅内压力不要太大的。

小小一个高压锅减压阀，其实也有两个可以独立讨论的功能。首先，减压阀要有一个"感受器"，用来监测锅内压力的变化。这个功能就是由那个铁秤砣实现的。秤砣的重量经过精密的计算，能够保证它在锅内压力超过安全水平的时候被顶起。其次，减压阀还有一个"效应器"，当"感受器"检测到危险信号、秤砣被顶起的时候，能够迅速反应、降低气压。这个功能，毫无疑问就是那根细细的导管实现的。

以小见大，我们身体中的血糖"减压"系统，虽然比区区一个高压锅复杂和精密许多倍，但是其基本的工作原理还是类似的。

首先我们还是需要一个血糖"感受器"，实时监测血液里的葡萄糖水平究竟怎么样了。这部分的功能，其实就是靠调节胰岛素的分泌来实现的。当血糖水平太高时，葡萄糖分子能够借助一个葡萄糖运输蛋白的帮助，跨过细胞膜进入胰腺贝塔细胞内。进入细胞的葡萄糖能够引发一系列的快速化学反应，最终导致胰岛素的大量释放。这套高血糖→胰岛素分泌的系统，恰似高压锅减压阀的铁秤砣，可以非常灵敏地监测到血糖水平的异常升高。

然后我们还需要一个血糖"效应器"，在血糖水平太高的时候打开，起到迅速降低血糖的作用。

这个功能则是靠身体细胞对胰岛素的反应实现的。血液中的胰岛素分子会随着血液循环扩散到全身各个地方，当它们接近那些负责存储葡萄糖的肌肉和脂肪细胞，或那些负责生产葡萄糖的肝脏细胞时，会识别出这些细胞表面的胰岛素受体蛋白，引发这些细胞的响应。肌肉和脂肪细胞立刻会为葡萄糖大开方便之门，吸纳血液中的大量葡萄糖，并转换成糖原储存起来。与此同时，肝脏细胞则会马上给葡萄糖生产线踩刹车，防止更多的葡萄糖被生产出来进入血液。这套胰岛素分泌→血糖下降的系统正恰似高压锅的排气管，可以非常高效地降低过高的血糖水平。

亲爱的读者们，这套系统有没有让你们觉得有点耳熟？我们故事开篇提到的瘦素，是不是也控制了这样一个精妙的负反馈调节系统？脂肪太多→瘦素升高→食欲下降→脂肪减少，血糖太多→胰岛素升高→血糖降低，两个故事的主人公不同，但是都有一样的举重若轻走钢丝的本事。

那么问题就来了，这套看起来如此精密、万无一失的血糖调节系统，又是怎么和糖尿病这种如感冒一样常见的疾病扯上关系的？胰岛素的失败，和瘦素的失败有没有什么相似性呢？

2. 糖尿病的两个面目

为了回答上面的问题，咱们必须稍微聊几句糖尿病的来头。

简单来说，糖尿病就是以血糖水平的异常升高为标志的疾病。很多人说，糖尿病是种"富贵病""现代病"。而糖尿病的发病率攀升，确实也和工业革命、食品工业的发展、人均收入水平的升高相关。但我们必须澄清，糖尿病其实是一种非常古老的疾病。糖尿病的文字记载，甚至可以追溯到人类文明的幼年时期。

1874 年，古埃及学家埃伯斯（Georg Ebers）发现了一本写在纸莎草上的古埃及医书，经考证该书创作于公元前 1500 年前后。埃伯斯如获至宝，并迅速将其翻译出版。这本书从此便以埃伯斯古医书（Ebers Papyrus）之名流传于世。在这本书中，古埃及的医生们记载了一种"多饮多尿"的疾病，甚至还记载了利用谷物、水果和甜酒对此进行治疗的过程。据信，这是迄今为止发现的最<del>早</del>的文字记载。（图 4-5）

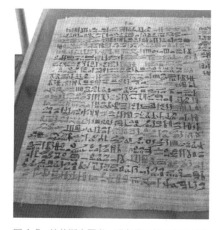

图 4-5 埃伯斯古医书，现存最早的医学文献之一。全书共 110 卷，约 20 米长。书中记载了大量疾病症状（包括癌症、糖尿病和精神疾病）的描述，以及混合了巫术和草药的各种治疗方案。该书现存于德国莱比锡大学博物馆

而差不多在同时期，古印度的医生们也注意到，有一些患者的尿液会吸引大量的蚂蚁和苍蝇，经过简单的实验，他们发现这些患者的尿液中含糖量很高。在古代中国，最迟在两千年前的东汉时期，人们已经描述记载了糖尿病的症状。隋代的《古今录验方》中也记载了"小便至甜"的观察。甚至药王孙思邈在唐代已经第一次提出糖尿病的运动和饮食疗法，建议少吃面食，多运动，这几乎和当下医生们给糖尿病患者的生活建议不谋而合。

而就像我们熟知的大多数重要科学发现一样，古代世界里关于糖尿病最详尽的报道和探究来自于古希腊人。卡帕多细亚的阿莱泰乌斯，公元 2 世纪前后的古希腊医生，在书中如此描述糖尿病患者的症状，至今读来如在眼前：

"糖尿病是一种可怕的痛苦疾病……肉身和骨头被不停地融化变

成尿液排出。（患者的）生命是短暂的、令人不快的和痛苦的……难以抑制的口渴、大量饮水和排尿、五脏六腑都被烤干了……患者受恶心、烦躁和干渴的折磨……并会在短时间内死去。"

在古代希腊罗马的荣光暗淡之后，先人的智慧被埋藏在中世纪的黑暗中长达千年，直至文艺复兴的到来。阿莱泰乌斯的上述报道在 16 世纪被重新发现，现代糖尿病的英文名（diabetes mellitus）也在这段时间内被最终确定。糖尿病的这两个词 diabetes 和 mellitus 分别代表"多尿"和"甜"。因此糖尿病这个病名，恰如其分地包含了这种疾病主要的两个症状：古埃及医生发现的"多饮多尿"，古印度和古代中国医生发现的"尿甜"。

掰扯了半天历史，主要还是要引出咱们的正题：刚刚和大家分析过的、我们身体里精密的血糖调节系统，是怎么和上面说的这种多尿、糖尿、痛苦而且要命的疾病扯上关系的呢？

为了方便分析，需要请大家再次回忆一下高压锅减压阀的原理：铁秤砣是"感受器"，负责实时监测锅内气压的变化；细细的导管是"效应器"，一旦压力太大，立刻排泄出多余的空气。可以想象，这两个系统哪一个出了故障，都可能会导致锅内压力的异常升高，最终把好端端的高压锅变成随时可能爆炸的空气炸弹。

如果我们的血糖减压系统出了这两个方面的故障，是不是也会导致血糖的异常增高，从而引发糖尿病呢？

先说这个血糖"感受"器。咱们说过，血糖升高→胰岛素分泌，就是我们身体里天然存在的血糖感受器。如果这套系统出了故障，比如说，如果我们胰腺里的贝塔细胞不知因为什么大量死亡，从而极大地破坏了胰岛素的正常合成，那么不管血糖如何飙高，胰岛素就都无法分泌了。换句话说就是不管血糖水平多高，身体都压根检测不到！这样的后果是显而易见的，没有胰岛素，血糖水平无法下降，就会出现高血糖和糖尿病。

再说这个血糖"效应"器。咱们也说过,胰岛素能够打开肌肉和脂肪细胞的葡萄糖通道,吸收血液中的葡萄糖,并变成糖原储藏起来;也可以通知肝脏细胞停止生产更多的葡萄糖。如果这套系统出了故障,比如说如果我们的肌肉、脂肪和肝脏细胞因为某种原因不再听胰岛素的指挥,不管来多少胰岛素分子喊"芝麻开门",肌肉和脂肪都拒绝吸收葡萄糖,肝脏也拒绝停下葡萄糖的生产线,那么结果还是一样——血糖不可遏止地上升,从而带来糖尿病。

而这两种系统失灵的情况,正好对应了我们熟知的两种糖尿病。

血糖"感受器"失灵的糖尿病就是 1 型糖尿病。这是一种较为小众的糖尿病,可能仅占到所有糖尿病患者的 5%~10%。直到今天,人们仍不完全清楚 1 型糖尿病的发病机制。我们目前所知的是,1 型糖尿病应该是一种自身免疫疾病。也就是说,因为某种未知的因素,人体的免疫细胞——那些本应积极攻击外来危险物质的身体守卫者,突然开始疯狂攻击专门合成胰岛素的贝塔细胞,并将它们一一杀死。大家可能已经从不少影视作品里了解到 1 型糖尿病患者的日常生活:他们必须极端注意饮食和生活方式,每天几次的血糖监测以及胰岛素注射更是必不可少。不知道大家有没有意识到,电影电视剧里的 1 型糖尿病患者往往是儿童,而这一点倒是有科学支持的。1 型糖尿病往往在患者幼年时期就已经发病,因此一度也被称为"儿童糖尿病"或"青春期糖尿病"。

血糖"效应器"失灵的糖尿病就是 2 型糖尿病——一种更加主流的糖尿病。简单来说,虽然患者体内胰腺贝塔细胞产生胰岛素的机制总体而言还在运转,但是肌肉、脂肪和肝脏细胞却失去了对胰岛素的响应。这背后的机制,老实说其实我们到现在了解得也并不十分清楚,但是这里不妨带领大家展开一下想象。

胰岛素促进糖原合成和压制葡萄糖生产是一个复杂的过程:胰岛素要找到人体细胞表面的胰岛素受体蛋白,激活一系列的细胞内化学反应，从而让细胞打开大门吸收更多的葡萄糖，或者停止合成更多葡萄糖。这里面任何一个步骤的失调都有可能带来胰岛素功能的失效：细胞表面的胰岛素受体是不是太少啦？细胞上的葡萄糖大门怎么叫都叫不开？细胞内合成糖原的生产线受到干扰？葡萄糖生产踩不住刹车？特别要提醒大家值得注意的是，和 1 型糖尿病不同，2 型糖尿病的发病与身体的整体代谢状况有明显的流行病学联系。超重和肥胖、缺乏运动、高血压和高血脂，都是 2 型糖尿病的重要风险因素。

◇ "吃货"的疾病

看到这里，相信很多读者开始慢慢意识到这本书里好多种疾病的潜在关联了。我们的故事里讲到了两种肥胖症：一种极其罕见的、由于瘦素基因遗传突变导致的先天性瘦素缺陷症；和一种更加常见的、由于饮食和运动失调导致的肥胖症。我们的故事里也讲到了两种高血脂：由几种遗传突变（例如低密度脂蛋白受体突变）导致的家族性高胆固醇血症；和更加常见的、由于饮食和运动失调导致的高血脂。在这里，我们又一次讲到了糖尿病的两种面目：一种较为罕见的、由于免疫机能失调引发的 1 型糖尿病；另一种更加常见的、由于饮食和运动失调导致的 2 型糖尿病……是的，你没有理解错！现代的生活方式，特别是饮食结构的变化（高糖、高脂、高热量等）和运动的缺乏，是这一系列代谢疾病全球泛滥最主要的幕后黑手。就像我们在故事里反复讲到的那样，在漫长的进化史里，人类和人类的祖先总是处在食物匮乏的危险环境里。多吃、少动、节约能量以备不时之需，是保障我们的物种成功延续到今天的法宝。而这个法宝在现代社会中却成了多余乃至有害的东西，它让我们难以抵抗无处不在的美食诱惑，它让我们总是难以坚持必要的运动。从这个角度说，每一个现代人类都是天生的"吃货"，而肥胖、高血脂、糖尿病，在很大程度上就是"吃货"的疾病。可以想象，现代人类和这些"吃货"疾病的战争还将无休止地持续下去。克服我们的"吃货"本能，就像谚语所述"迈开腿、管住嘴"，值得我们每个人铭记在心。

　　说到现在，相信读者们已经开始理解葡萄糖到底有什么用，胰岛素怎么稳定血糖，而精巧的血糖稳压阀系统又是怎么和糖尿病扯上关联的。我们接下来的问题是：血糖高了为什么就是一件坏事？高血糖是怎么导致古希腊医生阿莱泰乌斯描述的口渴、多尿、消瘦乃至死亡的后果的呢？

　　高血糖导致消瘦和死亡是容易理解的。高血糖本身就意味着身体失去了吸收储存血液中的葡萄糖分子以备不时之需的能力。换句话说，我们从饮食中获取的碳水化合物除了极少部分被立刻利用起来维持生存，绝大多数都通过血液循环（之后进入尿液）白白浪费掉了。从这个角度想的话，其实糖尿病与慢性营养不良和绝食无异。

　　同时，营养不良有一个更加可怕的副作用。我们说过，葡萄糖是人体细胞最主要的能量分子。这一点对于大脑来说更是如此。身体的其他细胞偶尔还可以从蛋白质和脂肪中获取紧急能量，但大脑的功能几乎完全依赖葡萄糖的稳定供应。人体在极端缺乏葡萄糖供应的时候，会不得已启动程序，消耗体内的脂肪合成酮体为大脑紧急提供能量。而酮体合成的过程会导致血液酸化，从而引起一种严重的急性疾病：酮症酸中毒。重症糖尿病患者往往口气有一股浓重的酸臭味，其原因也正是酸中毒。

　　如果得不到有效治疗，绝大多数糖尿病患者面对的，就是这样的慢性死刑判决！他们的亲朋好友，不得不在绝望和无助中，慢慢看着生命力从他们的身体中抽丝剥茧一般离去，慢慢等待他们的消瘦和死亡。（图4-6）

　　糖尿病患者的多饮多尿和干渴症状，解释起来要稍微麻烦一点，然而我们的故事后文还要提到这个，因此在这里就先多句嘴。

　　血液中多余的葡萄糖，最终通过尿液排出了体外（这也是患者的尿液里糖分很高的原因）。尿液其实来自血液：当血液流经肾脏的时候经过肾脏的反复吸收产生了富集废物的尿液。在这个过程中，我们的身体很注意节约用水：产生的尿液中的水分会尽可能地被重新吸收利用，只排出高度浓缩的尿液。但是如果尿液中葡萄糖含量太高，尿液浓缩的功能就大受影响，因此大量宝贵的水分就因此随尿液排出体外。随之而来的后果就是，糖尿病患者如果没有经过有效治疗，就会在不断地大量饮水、大量排尿的干渴循环中痛苦挣扎。

　　除了这些糖尿病的直接后果之外，如果血糖水平得不到严格控制，高浓度的葡萄糖还会导致更多、更可怕的并发症。

　　比如糖尿病肾病（发病原因大家可以通过上文的介绍自己思考），因为血糖过高引起的眼部并发症甚至失明，因为长期末梢血管流动性变化带来的糖尿病足病等。这些糖尿病并发症会带来长期的健康威胁和高昂的社会医疗成本，值得引起我们的最高警惕和注意。

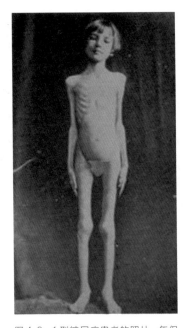

图 4-6　1 型糖尿病患者的照片。年仅 11 岁的她此时骨瘦如柴，正在静静等候死神来敲门。不过值得庆幸的是，这张照片摄于 1922 年，一个属于糖尿病患者的奇迹年。就在那一年，胰岛素被用于治疗糖尿病。照片里的这个孩子最终得救了

　　好了，看到这里，大家可以合上书本，一起回忆一下关于糖尿病的知识了：

　　葡萄糖是地球生命最重要的能量分子；

　　葡萄糖流经血液，为身体的所有细胞提供能量；

　　胰岛素作为血糖减压阀，精密监控着血液中的葡萄糖水平；

　　胰岛素系统的功能可以类比高压锅减压阀，血糖升高导致胰岛素分泌，而胰岛素促进血糖的降低。

如果血糖减压阀的感受器或是效应器失灵，会导致血糖飙升和糖尿病。

糖尿病除了多饮多尿、消瘦死亡的直接后果，还有一系列很严重的并发症，因此，我们需要高度关注这种疾病的预防、管控和治疗。

可是，怎么治呢？

事实上，从糖尿病被古代世界的医生们发现和记录开始，到20世纪初胰岛素被发现和用于治疗糖尿病，在长达三千多年的历史上，人类对糖尿病始终束手无策。人类和糖尿病纠葛千年的历史，在绝大多数篇章里，血泪斑斑地写满了人类的痛苦、绝望和失败。

人类认识自我、改善自我的道路，从来都走得这样百转千回。

就让我们从胰岛素开始，讲讲在过去的百年里，人类的英雄们是怎么样把一个几乎等同于死刑判决的疾病，变成如今可以有效管控的慢性疾病的吧。

二 | 胰岛素传奇

1. 糖尿病和胰岛素

为了说清楚糖尿病的治疗，我们必须首先搞清楚一个问题：糖尿病患者到底是哪里生了病，和胰岛素又有什么关系？

在之前的故事里，我们已经从上帝视角俯瞰了一下血糖稳压系统的工作原理，理解了胰岛素在其中的作用，以及为什么这套系统失灵会导致糖尿病。

但是如果我们站在一个凡人的视角，特别是一位兢兢业业的古代医生的视角，想要厘清糖尿病患者到底是身体哪里生了病，其实是一件非常困难的事情。

从我引述的文字记录中大家可以看到，糖尿病在古代医生的笔下是一种理所当然的全身性、系统性的疾病。口渴、多饮多尿、精神烦躁、疲惫无力、消瘦死亡……这些对症状的描述即便是今天看起来也很难简单地把这种疾病归结到某一个特别的器官、特定的物质或者具体的成因上去。因此也难怪古代的医生们往往会把这种疾病归结为玄之又玄的某种形而上的解释，神怪、气血、阴阳、五行不一而足。

就拿咱们中国的传统医学来说吧。成书于春秋战国时期的经典医书《素问》里就讨论过糖尿病的成因："……必数食甘美而多肥也，肥者令人内热，甘者令人中满，故气上溢，转为消渴。"虽说我们的先人早在两千年前已经正确意识到饮食结构（"甘美""多肥"对应了高脂高糖的饮食）对于糖尿病的诱发作用，但是说到病因的解释，简单一句虚无缥缈的"气上溢"却未免令人不知所云，而为什么气上溢就会导致糖尿病更是语焉不详。差不多同年代的《灵枢》书中也讨论了消渴症的所谓内因"五脏皆柔弱者，善病消瘅"。然而我们也同样不明白如何定义身体器官的"柔弱"，而柔弱的五脏又是怎么导致糖尿病的。

即便是用现代科学的标准来审查，想要老老实实地回答糖尿病到底是身体哪里出了问题导致的，其实也并不容易。

读者们也许会问，这有什么不容易的？找几个糖尿病患者来仔细做做检查，或者对糖尿病患者的尸体做做详尽的解剖分析，总能看出来哪里出了问题吧？

这个听起来简单的技术性反问，其实倒无意间指出了现代科学研究的一个重要方法论：如何区分相关性和因果性。

就拿上面这个读者的建议来说吧。假如我们真的按照他／她的建议去做了，动用了最先进的医疗设备，对活着的糖尿病患者和去世患者的尸体进行了从里到外的全面检查，发现患者的不少器官都出了问题：患者的胰腺似乎有部分细胞死亡、患者的脂肪组织极度萎缩、患者的眼球晶状体充满云雾状的沉积、患者的足部生了糜烂。那么，我们是不是就能说，这些组织的病变是糖尿病的病因呢？

不能。我们可以很容易地设想，我们观察到的这些现象，可能有些确实是糖尿病的"原因"，有些甚至可能是糖尿病的"结果"。更有甚者，这里面有些现象可能和糖尿病一点关系都没有，仅仅是恰好和糖尿病一起出现而已。就像在日常生活中如果我们看到一个人领了奖金之后呼朋引伴大吃一顿，结果餐桌上不小心丢了手机，回家以后又因为暴饮暴食腹泻不止。我们可以很容易地用日常经验判断，这几个事件中，腹泻是大吃一顿的结果，而发奖金是大吃一顿的原因。至于腹泻和丢手机两者并没有因果关系，仅仅是因为同是出门大吃一顿的后果而"恰巧"同时出现罢了。

然而具体到科学发现或者疾病研究，我们就没有那么多"日常经验"可以借鉴，想要明白无误地在非常复杂的糖尿病病程中准确地抽象出原因、结果或无关事件，难度还真的不是一般的大。说到底，即便我们怀疑胰腺缺陷、脂肪萎缩或者脚底糜烂是糖尿病的原因，我们也不能找一个健康的大活人当场开胸剖腹，人为地破坏掉他/她的胰腺、脂肪或者脚底板，来验证我们的猜测吧？

现在读者们应该可以理解了，仅仅是想要回答关于糖尿病的第一个问题：这种病到底是哪里出了毛病，都不是件简单的事情！

关于糖尿病病因的第一线曙光出现在 1889 年。

两位斯特拉斯堡大学的科学家正在试图深入探索动物消化系统的功能。此时，位于胃和小肠之间的一个小小器官吸引了他们的注意。

这个器官就是胰腺。这是个早在古希腊时期就被人们发现并命名的器官——但是长久以来人们都不知道它到底是做什么用的。人体的胰腺细细长长的，仅有三四厘米长，看起来就是软软的一团血肉。斯特拉斯堡大学的约瑟夫·冯梅林（Joseph von Mering）和奥斯卡·闵科夫斯基（Oskar Minkowski）因而有了一个简单的猜想：既然胰腺的位置恰好在两个重要的消化器官（胃和小肠）之间，而且又有导管与小肠连通，那么，胰腺的功能可能也是和消化有关。比如，它也许是为消化系统提供一些必要的消化液吧。（图 4-7）

而与传统医学中那些气啊血啊这类让人摸不着头脑的概念不同，两位科学家的假说是很容易验证的。

他们随后找来几条狗，在它们身上开膛破肚动手术取出了胰腺。如果他们俩的假说正确，那么几只可怜的小狗醒来之后的胃口一定不会太好，因为它们少了一个重要的消化器官嘛。

曙光就是这样意外降临的。当小狗醒来并逐渐恢复之后，还没等

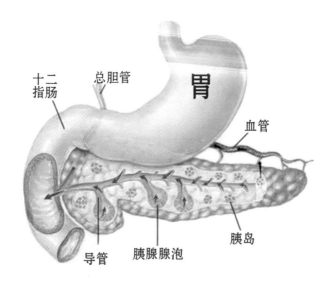

十二指肠　总胆管　胃

血管

导管　胰腺腺泡　胰岛

图 4-7　胰腺示意图。可以看到，胰腺的位置紧贴在胃和小肠这两个重要的消化器官之间，并依靠胰腺导管与小肠连通。因此也难怪冯梅林和闵科夫斯基的最初猜测是胰腺与消化功能相关。现在我们知道，胰腺有两个完全相互独立的功能：胰腺腺泡合成消化所需的消化酶，并通过胰腺导管进入小肠；而胰岛合成胰岛素与胰高血糖素，利用毛细血管直接进入循环系统

两位科学家开始做实验验证它们的胃口和消化功能，饲养员大妈就匆匆忙忙跑来，告诉了他们一个意料之外的不幸消息。几只小狗看起来出了点问题：本来训练得好好的它们开始肆无忌惮地随地撒尿，搞得狗舍里臭气熏天，她打扫都打扫不过来。更有甚者，当时正值盛夏，满地的狗尿吸引来了成群结队的苍蝇怎么赶都赶不走，嗡嗡嗡的弄得实验室连个插足的地方都没有。

"这狗一定是被你们动手术给搞坏了！"她愤愤不平地嚷着。

且慢，且慢……正要安抚饲养员大妈的闵科夫斯基突然顿住了。

亲爱的读者们，你们想到什么了么？你们是不是还记得，早在之前上千年，古印度的医生们已经记载了糖尿病患者的尿液能够吸引蚂蚁和苍蝇，还带着淡淡的甜味？是不是还记得中国医书里"小便至甜"的记录？

闵科夫斯基敏锐地抓住了两者看似八竿子打不着的微弱联系。难道一个旨在研究消化功能的研究，竟然不经意间搞出了糖尿病这个大新闻？

◇ 闵科夫斯基家族

闵科夫斯基家族出了几位重量级的大科学家。我们故事的主人公奥斯卡是俄国科学家，现代糖尿病研究的揭幕者。他和合作者冯梅林在1889 年的偶然发现，建立了胰腺功能和糖尿病之间的因果关系，为最终纯化胰岛素提供了出发点。奥斯卡的弟弟赫尔曼·闵科夫斯基（Hermann Minkowski）是爱因斯坦的老师，他最重要的贡献是在非欧几何框架内提出了四维空间的概念（所谓闵科夫斯基时空），为广义相对论提供了数学基础。奥斯卡的儿子鲁道夫·闵科夫斯基（Rudolph Minkowski）是著名天文学家，月球上的闵科夫斯基环形山是以他的名字命名的。

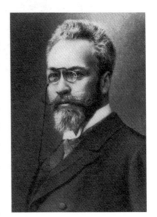

奥斯卡·闵科夫斯基

两位科学家迅速调整了研究的方向。他们开始仔细地审查胰腺摘除手术和小狗尿液含糖量的关系。在 1889 年年底，他们联名发表了一篇论文，第一次在现代科学意义上建立了胰腺和（狗的）糖尿病之间的关系。他们宣称，摘除胰腺的小狗会很快开始出现血糖升高、多尿和糖尿的糖尿病典型症状，直到数周后死去。其症状和病程都与人类糖尿病非常类似。根据这一现象，他们猜测，人体胰腺当中应该存在某种未知的、可以降低血糖水平的物质；而这种物质随胰腺摘除手术消失，正是糖尿病的病因。

在黑暗中挣扎了 3000 年后，因为一个偶然的机会，相关性一瞬间转化为因果性。人类终于开始对糖尿病的秘密睁开了眼睛。

科学发现的历程，有时候真让人惊叹造物的神奇，又让人感慨余生的有限。

糖尿病的图景在进一步变得明朗。1901 年，美国医生尤金·奥培（Eugene Lindsay Opie）在接受医学训练时偶然发现，糖尿病患者的胰腺确实如冯梅林和闵科夫斯基预言的那样出现了病变，但是并非整个胰腺都出了问题。奥培在糖尿病患者的尸体解剖中发现，这些患者仅仅是胰腺中央部位的胰岛——显微镜下看起来密集成团的小个头细胞——出现了明显的形态变化和萎缩。

这一发现非常重要。人们当时已经知道，胰腺是由两个截然不同的结构组成的：参与消化的胰腺腺泡细胞和功能未知的胰岛。因此，尤金·奥培关于胰岛与糖尿病的发现，非常清晰地区划开了胰腺的两个截然不同的功能，让科学家和医生们从一开始就把目光聚焦到了正确的部位上去。

甚至，在科学家们真的找到这种神秘的血糖调节分子之前很久，心急的人们已经给它起好了名字：胰岛素（即从胰岛中来的物质）！

科学家们接下来要干的事情就顺理成章了。

既然已经知道胰岛中能够合成分泌某种神秘物质——名字都已经起好了叫胰岛素——这种物质能够降低血糖，那么把这种物质找出来，做成药物给糖尿病患者用，不就可以降低血糖，治疗糖尿病了么？

哦，有一个小小的技术问题。

动物的胰腺提取液，本身是种浑浊不堪带着异味和血丝的液体。里面即便有这种神秘物质存在，也是混在一大堆无用甚至有毒有害的杂质里的。真要想做药，先要把胰岛素从里面提纯出来才行。当时西方世界的科学家们，可不相信吃什么补什么这种逻辑。

一场提纯胰岛素的科学竞赛，由此拉开帷幕。

百年之后，当我们回顾科学技术史，仍然会觉得 20 世纪初是如此的令人神往。

1901 年，马可尼的电报飞越大西洋，新旧大陆之间从此天堑变通途，地球村的预言开始从物理上实现。在欧美两块大陆上，赶新潮的富人们开始在闹市里操纵着他们的新玩具——一种名叫汽车的东西，而这种冒着黑烟嘎嘎作响的怪物将在之后的整整一百年中成为地球工业文明的象征。巴黎和伦敦的沙龙里，不管是阔太太还是专栏作家，都在津津乐道地讨论着一种叫做"X 射线"的古怪玩意儿，听说这种看不见摸不着的东西能够穿透人体，在胶片上留下全身骨骼的阴影。而这个古怪玩意儿将很快在实验室里和第一次世界大战战场上同时大放异彩。在远离喧嚣的瑞士伯尔尼，专利局的同僚们早已习惯了那个工作时总是心不在焉想事情的年轻审查员。这个年轻人将在 1905 年用几篇划时代的论文重建整个物理学大厦和人们习以为常的一整套世界观。他的名字叫做阿尔伯特·爱因斯坦（Albert Einstein）。

而我们可敬的生物学家也在试图跟上这历史的节奏。20 世纪的最初几年里，新旧大陆的科学家们展开了寻找胰岛素的竞赛。

德国医生乔治·佐勒尔（George Ludwig Zuelzer）把大量牛胰腺磨碎浸泡，简单去除不溶于水的沉淀之后，得到了一些非常粗糙的提取液。在 1906 年，他甚至冒险把这种来历不明的液体注射给一位快要死去的糖尿病患者，并且"似乎"看到了一点点治疗效果，然而随着他的液体用完、患者死去，一直到最后佐勒尔也难以确认这些液体是不是真的有救命的奇效。而最接近成功的尝试来自 1916 年，罗马尼亚生物学家尼克拉·帕莱斯库（Nicolae Constatin Paulescu）将他自己制备的胰腺提取液注射给糖尿病狗，明白无误地观察到了血糖水平的下降。

差不多在同时代，新大陆的科学家们，比如芝加哥大学的斯科特（E. L. Scott）和洛克菲勒大学的克莱纳（Israel Kleiner），也都利用自制的胰腺粗提液，或多或少地观察到了对血糖的控制作用。

当后人回顾这段科学史的时候，一个水到渠成的推想便是，再给这些人类的英雄们10年时间，哦不，可能5年也就足够了，他们就能够发现和提纯胰岛素，并利用这种蛋白质分子的神奇功效，治疗时刻深受折磨的糖尿病患者们。

可惜历史容不得假设。从佐勒尔到帕莱斯库，从斯科特到克莱纳，终日只知道埋头探索的科学家，像一片不起眼的树叶，被迅速卷入了大时代的洪流。他们的研究，他们的天才努力，就此戛然而止。

1914年7月28日，奥匈帝国因费迪南大公被刺事件向塞尔维亚宣战，第一次世界大战爆发。在这场被丘吉尔成为"骑士精神从此消失"的战争中，人类贪婪和残忍的本性通过机枪、毒气、坦克和被称为绞肉机的大小战役，被无比真实地暴露在阳光下。直到百年后的今天，仍在我们的头顶若隐若现。

几位科学家身不由己被卷入了战争。要么实验室被军方征用于军事用途，要么自己本人也进入了军队。于是发现胰岛素的时间被生生推迟了数年。几年时间在人类历史上只算得一刹那光阴，却不知道有多少糖尿病患者没有等到最后的希望。而发现胰岛素的荣光，也最终驾临远离战火的新大陆。

1922年，加拿大医生班廷宣布，他发现了胰岛素。

2. 小人物和他的大时代

1920年11月8日。一位名叫弗雷德里克·班廷（Frederick Grant Banting）的年轻医生走进了加拿大多伦多大学医学院生理学系主任约翰·麦克莱德（John James Richard Macleod）的办公室。

"教授，我有个新点子，也许可以用来提纯胰岛素。就是那种来自胰腺的，能够快速降低血糖的物质。"

一个小人物就此走进那个波澜壮阔的大时代。亲爱的读者们，在下面的故事里，你们将会看到，尽管在大时代的洪流中，人类世界那些最精英的头脑显得如同一片漩涡中的树叶那样无助，但是一个真正的小人物，如果拥有了无比坚定的决心和勇气，也同样有可能挺身而出，成为整个时代的象征。

请原谅我把伟大的弗雷德里克·班廷爵士，胰岛素的发现者，诺贝尔奖金获得者，加拿大的国家英雄和无数糖尿病患者的救星描述为"小人物"。实实在在地说，在 1920 年那个重要的时间节点，在面对胰岛素的战斗中，他确实是个不折不扣的小人物。

为什么这么说？

让我们先回忆一下在 1920 年之前，科学家在追寻胰岛素的道路上取得的成就吧：1889 年，冯梅林和闵科夫斯基的开创性工作已经明白无误地提示动物胰脏能够产生一种物质（也就是人们假想中的胰岛素）有效地控制血糖；他们的工作同时还建立了第一种糖尿病的动物模型（胰腺摘除的狗）。1901 年，尤金·奥培的工作将胰腺的两个功能在解剖学上清晰区分开来：分泌消化酶的腺泡和分泌胰岛素的胰岛。而在"一战"前后，美欧的多个实验室已经初步证明，粗糙的胰腺提取物能够降低血糖。但不幸的是，试图从胰腺粗提物中纯化出真正的胰岛素的工作，尚未取得成功就受到了战争的干扰。

基于这些成就和失败，如果一个年轻人希望向着提纯胰岛素这项伟大事业进军，那么他／她的理想状态应该是这样的：对动物内分泌学和解剖学基础知识有着精深的钻研；熟悉狗的外科手术操作和糖尿病模型；有高超的生物化学功底使得他／她可以进一步纯化出胰岛素分子；同时，他／她也应该熟悉领域内同行们已经取得的进展，并在此基础上构思自己的研究方向。

而此时站在麦克莱德教授办公室里的班廷医生，上面说的这些基本素养他可是一丁点儿也没有！

事实上，没有任何迹象表明，在多伦多以外 200 千米的小镇伦敦行医的班廷医生，在此前的 30 年人生中，曾经和胰腺、胰岛素、糖尿病的研究有过任何交集，或表达出任何兴趣。因为生计所迫——他的诊所实在是生意太过清淡——他在诊所附近的大学谋得了一份兼职讲师的工作。而在 1920 年 10 月 30 日晚，此次拜见麦克莱德教授之前仅仅一周，班廷开始准备一堂关于糖尿病的讲义的时候，这个小人物的人生轨迹，才与关系到人类健康的这个重大谜题轰然相撞。

为了备课，班廷研究起了一篇刚刚发表的学术论文。在文章中，来自美国明尼苏达大学的研究者报道说，如果用外科手术结扎胰腺导管，那么本来通过导管向小肠输送消化酶的腺泡细胞就会慢慢萎缩死去；而与此同时，负责调节血糖的胰岛细胞却安然无恙。

这个结果让初涉糖尿病话题的班廷无比兴奋。带着点熬夜太晚导致的精神恍惚，班廷在兴奋中留下了一张满是错别字的笔记，笔记中满带着"糖尿病、胰岛结扎、分离内分泌液、糖尿"这样的关键字眼。如果试图还原一下班廷当时的想法，那么他想的也许是这样的：和在看这本书的大家一样，班廷已经（刚刚）知道胰腺有两个功能：腺泡细胞分泌消化酶，胰岛分泌传说中的胰岛素。人们一直搞不定胰岛素，大概是因为腺泡来的消化酶，能破坏胰岛来的胰岛素（实际上班廷不知道，早在大战前欧洲的科学家已经能够提取出一点降糖功能的胰腺粗提液了）。那么，这篇学术论文里提到的胰腺导管结扎手术，既然能杀死腺泡细胞，那么是不是就可以更好地保留胰岛素了？

带着突然之间找到一个"天才"想法的巨大喜悦，这个懵懂的年轻人在一周后兴冲冲地前往多伦多大学麦克莱德教授的办公室，希望得到这位举世公认的内分泌和代谢领域权威科学家的支持，实现他提纯胰岛素的梦想。

麦克莱德理所当然地拒绝了班廷的要求。

和半生落魄的班廷不同，当年 44 岁的麦克莱德早已名满天下。

他在内分泌学、代谢生物学、生理学等诸多领域建树颇深，是新大陆各大医学院争相延请的学术巨擘。更重要的是，和一周前才刚刚接触糖尿病研究的班廷不同，早在十几年前麦克莱德就已经开始了针对糖尿病的严肃研究，他熟悉这个领域里同行们取得的所有成就和失败。

因此当班廷兴奋不已地抛出那个结扎胰腺导管、帮助提纯胰岛素的主意时，麦克莱德的心中已经在构思措辞，想怎么礼貌地把这个疯疯癫癫的年轻人请出门了。麦克莱德知道，欧洲的同行们在提纯胰岛素这个问题上已经有不错的进展，班廷结扎胰腺导管这个主意，即便不是荒诞不经，至少也是画蛇添足多此一举。

然而班廷没有放弃。

如果说这个小人物身上有什么特质对他的成就有决定性的影响，那应该就是惊人的勇气和坚持。班廷从小就是个确定了奋斗目标就一往无前的人：申请大学时第一年失败，他又坚持一年，终于进入了多伦多大学医学院；毕业前想参军入伍，第一次申请因为视力太差失败，他持续不断地申请，终于如愿以偿；在战场上他永不停歇地救助受伤的战友，曾有一次连续 16 小时工作不休，最终获得十字勋章……蹙起的眉头、直视前方的眼神、嘴唇带起的坚毅的面部线条……从各种现存的班廷肖像上，我们还是能很容易地看出这个人物身上百折不挠的决心和勇气。

这一次他又把这种劲头用在了麦克莱德身上。终于在几个月的软磨硬泡后，这个老牌的苏格兰绅士忍不住了。恰好麦克莱德在 1921 年夏天要回苏格兰老家度假休养，大概也是抱着聊胜于无的心态，麦克莱德允许班廷在那个暑假使用他设备精良的实验室尝试一下胰腺导管结扎的主意，顺便管教管教那些实验室里闲着无聊的大学生。

也许那一刻这个老牌绅士心里的想法是，让这个不知天高地厚的年轻人碰碰壁，也许就不会再来烦我了吧！

于是这个一往无前的小人物，终于开始用一己之力改变整个大时代的走向。

1921 年 5 月，班廷开始了他计划中的实验。麦克莱德在起身度假前，将自己管理下的动物中心的钥匙交给了班廷。哦，还有班廷计划中需要的 10 条狗，以及一个懵懵懂懂的金毛小子查尔斯·贝斯特（Charles Best）做他的助手。

在讲他们的故事之前，还是让我们从科学角度，好好还原一下班廷医生的实验吧。

班廷的想法我们已经讲过，他希望首先结扎狗的胰腺导管，然后静等狗的胰腺腺泡细胞——也就是专司分泌消化酶的细胞——完全死亡之后，再解剖收割狗的胰腺，切烂捣碎浸泡，从中提取粗提液，并期待把粗提液一步步去除杂质浓缩精华，最终从中提纯出那种传说中的胰岛素分子。

且慢，既然这种神秘的胰岛素分子迄今为止还只是个传说，谁也不知道它究竟长什么样子，那在这一通切烂捣碎浸泡提纯的过程中，班廷怎么知道胰岛素还在不在，有没有被这一系列"大厨"的功夫给破坏掉呢？

换句话说，除了杀狗取胰的复杂工艺，班廷还需要一个检验的办法，在一步步提纯的过程中，不断地告诉他溶液里胰岛素的含量是不是在逐步提高，杂质是不是确实在不断减少。然而既然胰岛素到底是个什么东西人们还一无所知，班廷他们唯一能做的，就是把提纯过程中产生的液体一次又一次注射到糖尿病狗身上，看看小狗的血糖浓度是不是会下降，并根据这个来间接判断他们手中的提取物里面到底还有没有胰岛素，胰岛素的量是不是在不断提高。

看到这里你们应该能勉强描画出班廷要做的实验了吧！首先，可怜的狗狗们将会被分成两组，一组将要被摘除胰腺，改造成气息奄奄的糖尿病狗（回忆一下冯梅林和闵科夫斯基）；一组则要首先结扎胰腺导管，待伤口恢复胰腺腺泡凋亡之后，再杀狗取胰，从中制备粗提液（回忆一下班廷看到的学术论文）。随后，胰腺粗提液将要被注射到糖尿病狗的体内，看是否能够降低这些狗狗的血糖水平。如果不行那么所有实验必须从头再来一遍，如果可以，那么班廷就可以继续用大厨的方法处理这些粗提液，每处理一步就注射给糖尿病狗狗以确定降血糖的功效，周而复始，直到找出真正的胰岛素。

在这整个实验流程里，班廷唯一可能有点熟悉的就是胰腺导管结扎这一步。而就这可怜的一点点"熟悉"，听起来其实也很可疑：他只不过是从那篇明尼苏达大学的学术论文上听说了有这么种手术操作而已！不过幸运的是，他所说服的麦克莱德是其他所有必需技术的大师：麦克莱德本人就精通胰腺摘除和糖尿病狗模型的建立（别忘了他已经研究了十几年的糖尿病）；麦克莱德装备精良的实验室也引进了当时最先进的血糖测定方法；与此同时，麦克莱德自己虽然不擅长蛋白质的提纯（也就是那些切烂捣碎浸泡的活计），他的麾下倒恰好有这么一位人物。年少成名的生物化学专家——詹姆斯·克里普（James Collip），此时正好在多伦多大学访问！

也许冥冥中真有天作之合，在 1921 年夏天的多伦多，为提纯胰岛素所做的所有准备工作已经就绪。

3. 奇迹，神迹

实验开始的时候并不顺利。

不要忘了，在麦克莱德离开之后，尽管班廷和贝斯特最不缺乏的就是勇气和干劲，可是两个人在给狗动手术上却是不折不扣的新手——实际上，最早的胰腺摘除手术还是麦克莱德本人在离开前亲自示范的！因此一点儿也不奇怪，麦克莱德留下的十条小狗没多久就先后死在了手术台上，原因是各种各样的手术事故：失血过多、麻醉过度、术后感染……俩人很快不得不掏腰包从市场上买回更多的狗。以至于到今天，多伦多大学医学院的学生们中间都还流传着，宠物狗在暗夜中神秘消失的传说……

直到夏天快要过去的时候，两个人才取得了成功。一只编号为92（也就是说，已经有91只牺牲的小狗了）的糖尿病牧羊犬，在注射了班廷和贝斯特准备的胰腺提取液之后，又精神焕发地活了回来，一直健康地活到半个月之后！在此后的几十年里，班廷始终把这一刻作为他科学事业的最高峰——他终于如愿以偿地亲眼看到了胰岛素的神奇功效。

然而对于打开上帝视角的你们而言，92号病狗的故事大概就谈不上那么精彩了。我们已经知道，实际上早在几年前，德国医生佐勒尔和罗马尼亚科学家帕莱斯库已经分别独立地发现，胰腺粗提液确实能够降低血糖。换句话说，在大战结束后的遥远新大陆，班廷他们能够重复证明胰腺粗提液的功效固然可喜，然而从科学进步的角度而言，班廷他们其实还没有完成任何值得一提的新突破。

顺便说一句，根据史料记载，班廷一直到获得诺贝尔奖的时候都还不知道佐勒尔和帕莱斯库的工作。也不知道是该赞叹一句初生牛犊，还是该嘲笑一句无知无畏。

恰好这时候麦克莱德度假回来了。作为老牌的糖尿病专家，麦克莱德迅速意识到了班廷工作的意义：尽管从发现时间上并不领先，但是至少班廷和贝斯特确确实实制备出了有血糖控制作用的胰腺粗提液。这样，这个多伦多大学的团队踏踏实实地站在了伟大发现的边缘：有了粗提液，他们就可以继续佐勒尔和帕莱斯库被战争中断的事业，真正开始提纯胰岛素了。

于是，班廷和贝斯特用一个暑假的成功，说服了麦克莱德继续支持他们的研究。

随后他们放弃了从小狗身上动刀提取胰腺粗提液，而是转而到附近的屠宰场收集大量的废弃牛胰腺，这样明显加快了他们的研究进度。而到这个时候他们也开始意识到结扎胰腺导管是一件多此一举的事情——可怜班廷那个深夜产生的"天才"想法，和那么多死在手术台上的小狗！他们发现只需要用酸化酒精浸泡牛胰腺，就能够准备出具备血糖控制功能的胰腺粗提液。而麦克莱德那边的进度似乎更加美妙一点：麦克莱德建议干脆连摘除胰腺制造糖尿病狗的工作也可以省掉，直接在正常的兔子身上检测提取液能否降低血糖。两相结合之下，班廷和贝斯特的实验被简化了许多倍：本来要在两组小狗上分别动刀才能完成的艰难实验，现在只需要跑一趟屠宰场再养几只小兔子就解决了。

而更重要的是克里普的加入。这个科学家长久以来被公众忽略，甚至被刻意刻画成抢功劳的小人。但是他对于胰岛素的真正发现居功至伟。和班廷、贝斯特和麦克莱德都不一样，克里普是正经的生物化学家，所擅长的不是给动物做手术，而是从一管谁也搞不清到底有什么的、浑浊的组织液里真正分离出能救命的那一种纯粹的化学物质。在正式加入胰岛素纯化的工作后，克里普用一种让班廷和贝斯特目瞪口呆的娴熟技艺，很快摸索出了如何尽可能地排除胰腺粗提液中的杂物、制备出相对纯净的胰岛素溶液的方法。（图 4-8）

终于到了 1922 年 1 月，一名叫莱昂纳多·汤普森（Leonard Thompson）的重度糖尿病患儿，在多伦多总医院接受了胰岛素针的注射——人类有史以来的第一次胰岛素治疗开始了。一天之后，汤普森的血糖便恢复到正常水平，几天后他就从奄奄一息中恢复了生机和活力。就这样，班廷他们用一种近乎于神谕的方式宣告，糖尿病等于死刑判决的时代，终于一去不复返了。

多少年后，我们故事的当事人还能充满憧憬地回忆着当年激动人心的景象。新大陆各地的糖尿病孩子们被父母争先恐后地送往多伦多。医院没有那么大的病房可以容纳这么多患者，因此就安排了临时帐篷，让骨瘦如柴、奄奄一息的患儿们一个挨一个地躺在长长的帐篷里。这

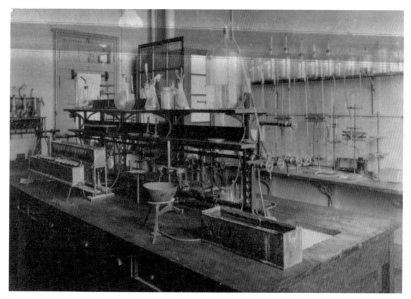

图 4-8 多伦多大学，班廷、贝斯特、麦克莱德和克里普用于提纯胰岛素的实验室

一幕本来会让所有人肝肠寸断，但是此时看去却充满了生命的希望。
医生们从帐篷的一头开始给孩子们注射胰岛素针，一个接一个注射下
去。而还没等医生们前进多久，接受注射的孩子们就神奇地坐了起来，
眼睛里重新恢复了神采！第一个，第二个，第三个……

这是不折不扣的奇迹，不，这是神迹！它不是来自看不见摸不着
的哪路神仙，它是现代科学的神迹，是班廷、贝斯特、麦克莱德和克
里普的神迹。

1922 年 5 月，麦克莱德代表四人研究团队向全世界同行报告，他
们提纯出了胰岛素，可以高效安全地治疗糖尿病。

1923 年 10 月，瑞典皇家科学院授予班廷和麦克莱德诺贝尔生理
学或医学奖。在诺贝尔奖的历史上，极少出现一项发现被如此迫不及
待地加冕科学最高荣誉的情况。也许是因为，人们在黑暗中等待糖尿
病克星的出现，实在是等待得太久太久了。

◇ 诺贝尔奖争议

诺贝尔奖是举世公认的科学界最高荣誉，而围绕诺贝尔奖的争议也是多如牛毛。班廷和麦克莱德的诺贝尔奖几乎是一经颁发就立刻引起轩然大波：这部分是因为两名获奖者在领奖后都宣称奖金发错了人，对方压根不该得到这个奖。在历史上这样的风波还颇有几次。1962 年诺贝尔生理学或医学奖颁给了 DNA 双螺旋结构的发现，获奖者是沃森（James Watson）、克里克（Francis Crick）和威尔金斯（Marice Wilkins）。很多科学家及科学史家都认为实际获得 DNA 晶体衍射图的女科学家富兰克林（Rosalind Franklin）更值得获奖（当然，富兰克林已经在 1958 年去世）。而因为诺贝尔奖有一条"奖金最多三人分享"的规定，究竟这四个人谁不够资格领奖就成了个千古难题。2008 年的诺贝尔生理学或医学奖授予了艾滋病病毒的发现者，获奖的是两位法国科学家，但本以为该获奖的美国科学家盖洛（Robert Galo）却失之交臂。要知道，关于艾滋病病毒的发现权到底属于哪个国家，美国和法国政府之间都打了不知道多久的口水仗！科学家也是人，对名誉和利益的追求无可非议。

同样是因为诺奖，多伦多大学这个四人团队的矛盾也就此公开和白热化。不满于诺贝尔奖忽略了他的助手贝斯特的贡献，班廷在获奖当天就宣布将奖金与贝斯特共享，并扬言诺贝尔奖更应该授予自己和贝斯特两人，麦克莱德完全是研究的局外人。与此同时，麦克莱德也宣布将奖金与克里普分享。

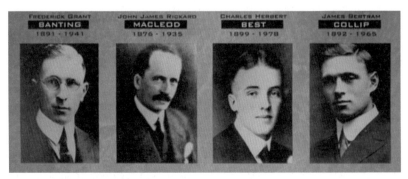

胰岛素的四位发现者（从左至右）：班廷、麦克莱德、贝斯特、克里普。不管诺贝尔奖如何颁发，也不管健忘的公众到底能记得多少人的名字，是这四位人类的英雄为我们带来了胰岛素。承认可以迟到，但是绝不应该永远缺席

在近百年后回望，我们清晰地看到四人团队中的每个人都在胰岛素的发现中不可或缺。贝斯特协助班廷开始了胰腺提取液的最初成功制备，并尝试了使用酸化酒精从牛胰腺中大量提取的方法。麦克莱德为整个研究提供了技术和资金支持，同时利用自己的经验为项目提供了难以或缺的指导，包括从胰腺切除手术改为用兔子模型检测血糖。而克里普，更是用他出神入化的生物化学手段，最终拿到了可以安全用于人体的胰岛素样品。

而班廷，这个半路出家的小医生，因为一个事后被证明是多此一举的"天才"想法坚持向胰岛素进军的小人物，也许正是他的勇气和坚持，才把这四位英雄人物凝聚在一起，最终为整个人类，带来了战胜糖尿病的第一线曙光。胰岛素发现者这个称号，他当之无愧。

班廷这辈子似乎总是和战争和军队有缘。第二次世界大战爆发后他第二次加入军队，参与了一系列军事科学的研究项目，在1941年死于空难。人们相信，当时他正在参与一项极端机密的军事任务。

1989年，在他曾经行医的小镇伦敦，一束名为"希望"的火炬被英国伊丽莎白女王郑重点燃，用来纪念这位小人物的伟大贡献。（图4-9）

这束火炬将一直燃烧在以班廷名字命名的广场，直到另一位班廷式的英雄，为全人类彻底治愈糖尿

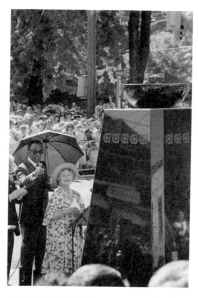

图4-9 希望火炬（Flame of Hope），位于加拿大安大略省伦敦镇的班廷广场，于1989年7月7日由英国伊丽莎白女王亲手点燃。这束火炬将一直燃烧，直到人类最终发现治愈糖尿病的方法，并由这一方法的发明者亲手熄灭。这束火炬是纪念更是提醒：提醒人们在最终战胜糖尿病和其他人类疾病的道路上，还有很多很多的工作要完成

病。这束火炬，也将照亮所有为人类健康努力工作、上下求索着的英雄们，照亮他们前方的黑暗，照亮他们坚毅的眼神。这种希望，最终将为我们带来更美好的生活、更健康的身体和更多关于自然、关于我们自己的奇迹。

4. 胰岛素上市场

胰岛素被发现了，但是它距离真正走向全世界、救治千万患者，还有很长的路要走。

大家不要忘记，即便班廷和贝斯特能够利用酸化酒精浸泡从屠宰场的牛胰脏里提取出可以降低血糖的溶液，即便克里普能够运用他高超的生物化学技巧尽可能地除去溶液中的杂质，他们最终应用在患者身上的，本质上还是一管褐色的、有点浑浊的、看起来挺可疑的不明液体而已。

这些胰岛素发现者们将溶液中的胰岛素含量尽可能地提高、杂质尽可能地减少，但是归根结底，他们并没有真正制备出一种纯洁无瑕、毫无杂质的胰岛素来。

这当然是时代的局限，我们的英雄们没有现代制药工业的各种神兵利器。用粗糙的坛坛罐罐，简单的几步切割、溶解、加热、沉淀这些大厨的功夫，就能从牛内脏里提纯出可以直接注射到患者身体里还不引起严重副作用的药物，已经着实是难为他们了。

但是这也意味着，想要把这些听起来非常粗糙的操作和工艺规范化、扩大化，甚至自动化，将会是非常困难的任务。

首当其冲地就是扩大产能的麻烦。我们已经知道，从 1922 年年初开始，新大陆各地的糖尿病患者就开始怀着向麦加朝圣的心情向班廷他们所在的多伦多进发了。为了救治越来越多的患者，班廷他们迫切需要几倍几十倍地扩大他们生产出胰岛素注射液的能力。

要知道，胰岛素注射虽然能立竿见影地挽救糖尿病患者于生死之间，但是这种神奇药物的作用并不是一劳永逸的。在 20 世纪 20 年代，糖尿病患者每天要接受至少 4~5 次胰岛素注射才能完全控制症状。而这也意味着，对胰岛素的需求，将注定成为一个巨大的、长期的、全球性的问题。

而实际上，对于蛋白质提纯这种技术活来说，把实验室里精雕细琢出的生产工艺放大到工厂生产的级别，可不仅仅是购买大量的原材料和大号尺寸的坛坛罐罐就可以解决的。大规模生产中，如何保证不同批次动物原料的质量——万一牛们吃了不该吃的饲料呢？如何保证每一步生产工艺的一致性——把成吨的牛胰脏均匀地绞碎就是个令人头大的任务！如何精确控制每一步工艺中的温度、酸碱度和生化条件？即便是扩大生产的任务交给了克里普这位杰出的生物化学家，多伦多也要一直等到 1922 年年中才勉强生产出足够应付当地患者的胰岛素溶液。

面对不断攀升的全球性需求，科学家们第一次感到束手无策了。

怎么办？

如果说在胰岛素发现前，科学家们面对随时可能死去的糖尿病患者，更多是感觉到责任感和使命感的话，那么在此时，明明已经找到救命良方却无法生产出足够的胰岛素，科学家们的心情大概可以用负罪感来形容了。

充满挫败感的科学家们开始寻求帮助。

其实工业界的嗅觉远比科学家们敏锐。早在 1922 年年初，当学术界还对多伦多几位科学家的成就半信半疑的时候，在瘦素故事中已经亮相过一次的礼来制药公司，一家总部位于美国中西部城市印第安纳波利斯的制药企业，已经摩拳擦掌准备在这块糖尿病药物的沃土上开掘第一桶金了。乔治·克洛斯（George Clowes），礼来制药的研发主管，早在当年 3 月份就已经联系过麦克莱德，希望以学术界工业界联手的方式，展开胰岛素溶液的大规模生产。当时清高的麦克莱德拒绝了这一提议。现在，高企的临床需求让麦克莱德改变了主意。

礼来公司

这家公司创立于 1876 年，总部位于美国印第安纳州印第安纳波利斯市，如今在世界范围内拥有 3 万多名雇员，年销售额超过 230 亿美元。这家公司在 20 世纪初富有远见地开发和应用了胶囊和糖衣技术，从此走上了商业发展的快车道。这家公司似乎和糖尿病结下了不解之缘。在我们的故事里，礼来和多伦多大学的科学家合作，生产销售了世界上第一支商业化的胰岛素产品，一举奠定了自己在医药界不可动摇的地位。在故事的后来，礼来还参与开发销售了世界上第一支利用重组 DNA 技术开发的人胰岛素产品。在糖尿病战场上礼来还有其他的努力方向，例如各种小分子药物和口服胰岛素等。

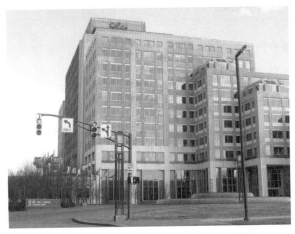
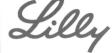

礼来公司总部和礼来公司的 logo

1922 年 5 月，就在胰岛素的发现正式公诸于世的时候，多伦多大学与礼来公司达成协议，由科学家们帮助礼来公司开展胰岛素的规模化生产。到这一年秋天，礼来公司的首席化学家乔治·沃尔顿（George Walden）发现了胰岛素溶液酸碱度的最优范围，保证了大批量胰岛素注射液的稳定生产，礼来生产的胰岛素开始源源不断地运往多伦多，让眼睁睁看着自己的患者因为缺少药物而死去的班廷欣喜若狂。到这一年年底，礼来的产量达到了惊人的每周 10 万单位。每一天清晨，满载着猪和牛胰腺的卡车从芝加哥列队开进礼来公司的工厂，在那里被有条不紊地切割、浸泡、蒸馏和提纯，变成一瓶瓶比金子还宝贵的胰岛素。现代工业和科学的结合，迅速显示了无坚不摧的力量。（图 4-10）

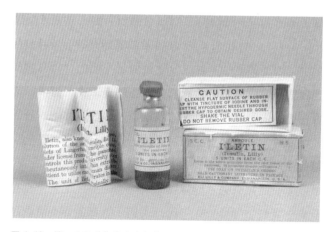

图 4-10 第一支商业化的牛胰岛素注射液，商品名因苏林 /Iletin（Insulin, Lilly）。1923 年因苏林的销售额就超过了一百万美元。要知道，在那个年代，在曼哈顿买一处宅子也只需要几千美元

顺便说一句，为了保证胰岛素的顺利商业化生产，几位本来对身外之物颇为抗拒的科学家，还是满心不情不愿地为胰岛素申请了专利并于 1923 年年初得到批准。随后几位科学家就以每人一美元的象征

性价格，将这价值连城的专利转让给了多伦多大学，而多伦多大学随后又以非排他授权的方式允许礼来公司开展胰岛素的大规模生产和销售。几位科学家的高风亮节，保证了糖尿病患者不会因为经济原因不能接受救命的治疗，值得我们长久地怀念和赞美。

与此同时，非排他授权的方式也使得礼来之外更多的制药公司可以参与到胰岛素的生产和销售中，惠泽全世界范围内更多的糖尿病患者。实际上，现今世界最大的胰岛素生产和销售商，丹麦的诺和诺德公司（Novo Nordisk），也是因为这个原因得以在 1923 年年底就开始在欧洲大陆生产和销售胰岛素。这是后话，这里暂不多说。

因苏林的成功自然实至名归，但是因苏林的背后，还有两个重大麻烦没有解决。

首先是个技术问题。尽管引入了高度自动化的生产线，尽可能地保证了因苏林产品的质量和安全性，但是因苏林始终是一种动物胰脏（一开始是牛，之后礼来又开发了用猪胰脏的技术）的粗糙提取物。从本质上讲，因苏林就是一种成分复杂而且不明的、含有胰岛素的水溶液——当然其纯度远比班廷他们一开始的提取物好得多，这一点就决定了再先进的生产线管理也无法保证每一瓶因苏林的成分都是完全一致的、保证所含有的杂质成分对人体一定没有危害。开句玩笑，来自芝加哥的牛胰脏说不定就比来自克利夫兰的牛胰脏胰岛素含量高、杂质水平低——谁知道呢。尽管胰岛素药物的提纯工艺一直在不断进步，但至少一直到 20 世纪 50 年代，人们一直都还弄不清救命的胰岛素到底是一种什么样的蛋白质。

第二则是市场供应问题。我们已经提到，从动物胰脏提纯胰岛素是一件极其低效的活计，每一瓶胰岛素注射液背后都是成吨的动物组织。按照这个比例，即便用上全世界牲畜的胰脏，提纯出来的胰岛素也没法满足全体糖尿病患者的需求。

这两个看起来八竿子打不着的问题，最终用一种听起来怪怪的方法，殊途同归地得到解决。

胰岛素的传奇还在继续。

5. 胰岛素拼图

故事，要从 20 世纪 40 年代慢慢说起。

1943 年，在剑桥大学工作的年轻人弗雷德里克·桑格（Frederick Sanger）从博士后导师那里领受了一个任务：测定一下胰岛素的氨基酸组成。（图 4-11）

桑格和他导师的想法很简单：人们已经知道蛋白质是有机生命的重要组件，而各种蛋白质又是由 20 种氨基酸组成的，那么一个自然而然的想法是，这 20 种氨基酸的万花筒般的组合，产生了各种功能和性质各异的蛋白质。因此，有必要找一种蛋白质来，看看它到底是由什么样的氨基酸构成的。

而桑格和老师选中牛胰岛素的原因仅仅是，（感谢礼来和诺和诺德）这种蛋白质可以很容易地从附近的药店里买到，又便宜又不会耽误研究的节奏。

即便是在那个年代，生物化学家们想要了解一个蛋白质的氨基酸组成比例，总体而言还是相当容易的。他们可以用各种手段把蛋白质

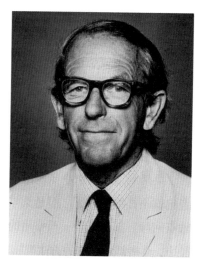

图 4-11 弗雷德里克·桑格。这个内向文静的科学家是 20 世纪生物学的巨人，"测序"成为他一生事业的主题。除了测定蛋白质结构获得 1958 年诺贝尔奖，他还发明了测定 RNA 和 DNA 序列的方法，并因此在 1980 年第二次获得诺贝尔奖。1983 年，65 岁的桑格在事业如日中天时突然决定退休。直到他 2013 年去世，桑格淡出人们的视线，享受了 30 年安详静谧的退休生活

拆分、破碎、分解，最终变成单个氨基酸的模样，之后就可以很方便地根据不同氨基酸的特性测定出蛋白质中每种氨基酸的相对比例了。顺便提一句，拆分破碎蛋白质的一大妙方，就是用动物消化道里的消化酶（还记得我们讲过的减肥手术么？还记得胰腺的另外一个功能么？），因为那些消化酶的主要功能就是将食物中的蛋白质降解成单个氨基酸，方便身体的吸收利用。

也正因为这个原因，如果桑格停留在这一步，历史上会留下一篇详尽描述胰岛素氨基酸构成的学术论文，和一位默默无闻的化学家。

桑格没有。桑格希望能够最终测定胰岛素中所有氨基酸的顺序，而不仅仅是组成比例。

这个想法的背后逻辑是，当时人们已经知道，蛋白质分子不仅仅是一堆氨基酸分子的混合物，而是由一堆氨基酸分子按照一定排列"串"起来的。但是究竟怎么样的排列组合串起了不同的蛋白质，每一种蛋白质的氨基酸排列是否总是一致，不同蛋白质的氨基酸排列到底又有多么不同，却没有现成的答案。桑格认为，如果能真正测定一种蛋白质的氨基酸序列，这些问题都会迎刃而解。

桑格测定胰岛素中氨基酸序列的工作和本文的主旨关系不大，笔者也就不详细展开了。但是桑格使用的方法却精妙至极，让人忍不住做点回顾。简单来说，桑格用的是一种类似拼图的测序方法。每次试验中，桑格都用不同的方法把胰岛素分子随机切断成大小不一的几段，再用一种自己发明的荧光染料，特异地把断片一端的氨基酸染成黄色并确定其身份。这样每次随机打断和染色的过程中，桑格就可以知晓胰岛素中某几个断点处氨基酸的身份。经过成百上千次这样随机的重复，桑格就可以遍历胰岛素任意给定节点的氨基酸。

桑格就是这样很有耐心地拼起了这块由 51 个碎片组成的拼图的完整模样。

整个拼图过程，耗费了他整整 12 年的时间。

◇ 胰岛素——诺贝尔奖的摇篮

整个科学史上，胰岛素大概是产生诺贝尔奖最多的科学问题了。我们已经讲过的故事里，班廷和麦克莱德因为提纯胰岛素获得了 1923 年的诺贝尔生理学或医学奖。桑格因为解析了胰岛素完整的氨基酸序列信息获得 1958 年的诺贝尔化学奖。之后呢，英国科学家多萝西·霍奇金（Dorothy Hodgkin）因为 X射线晶体学技术获得了 1964 年

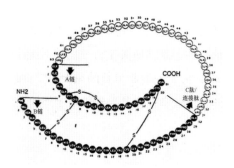

桑格测定的猪胰岛素全部氨基酸的排列顺序。每个圆球代表一个氨基酸，圆球中的 3 个字母指代的是 20 种氨基酸中的一种

诺贝尔化学奖，而她很快就用这项技术解析了胰岛素蛋白的三维晶体结构。1977 年，诺贝尔生理学或医学奖授予了美国科学家罗莎琳·耶罗（Rosalyn Yalow），奖励她所开发的放射免疫分析法。而耶罗的分析方法正是建立在对胰岛素的分析基础上的。而和胰岛素相关的另一个诺贝尔奖就更有趣了：美国科学家、1934 年诺贝尔生理学或医学奖得主乔治·迈诺特（George Minot）在 1921 年得了糖尿病，幸运的他恰好赶上了班廷他们的伟大发现，否则他肯定活不到 1934 年——也就不可能赶上这个诺贝尔奖了。当然这是个八卦而已，不过我们不难想象，胰岛素拯救了多少人的生命。

这项工作的科学内涵远远超越糖尿病和胰岛素的故事，成为现代分子生物学的基石之一。通过桑格的工作，人们意识到每种蛋白质都有独一无二的氨基酸序列，而正是这独特的氨基酸排列顺序决定了每一种蛋白质特别的功能和特性。也正是桑格的工作，为人们后来理解遗传的奥秘，即 DNA 上携带的遗传密码如何决定了蛋白质的构成，奠定了基础。作为一项划时代的技术发明，桑格测序法也帮助全世界

的生物学家们测定了成百上千的蛋白质结构。1958 年，桑格获得诺贝尔化学奖。

而对于我们故事的主角胰岛素来说，桑格的工作立即提示了一种诱人的可能性：既然知晓了牛胰岛素的全部氨基酸序列，我们是不是可以按图索骥地人工合成出绝对纯净的胰岛素呢？实际上，中国科学家在 20 世纪屈指可数的重大科学贡献之一，20 世纪 60 年代合成牛胰岛素的壮举，也是受到桑格工作的激励和感染。

◇ 人工合成牛胰岛素

1965 年，历经几年的集体攻关，中国科学家成功地用单个氨基酸为原材料，在实验室中合成出了结构和功能都和天然牛胰岛素别无二致的蛋白质。这项工作的科学意义，以及是不是该拿新中国第一个诺贝尔奖，在这里就不展开叙述了。笔者要说的是，首先，这项工作毫无异议地证明，人们确实可以在实验室条件下"生产"出和天然人胰岛素完全等价的蛋白质来。但是这项工作的进展本身也深刻显示了，试图用人工方法来比肩亿亿万年进化造就的生物机器是多么的无力。在实验室环境中全人工合成一个蛋白质是一件效率极低的事情，每一次将一个新的氨基酸分子连上去，其产出率都只有千分之几，这就意味着合成一个仅有 51 个氨基酸的蛋白质，总产出率将会低至一个需要用放大镜才能看清的数字。即便是在之后的多年里，人工合成蛋白质的效率有了长足的进步，但是相比生物体产生胰岛素的效率仍有天壤之别。因此在实用意义上，靠人工合成的"笨"办法制造人胰岛素，是条不可能的路。如今常见的人胰岛素药物产品，走的是一条完全不同的技术路线。

不过在真实的历史上，人工合成的动物胰岛素从未大规模地进入临床。一方面是因为在 20 世纪 60—70 年代，人们已经可以利用先进的生物化学方法，从牛胰腺粗提液中提纯出成分单一、杂质可以忽略不计的高纯度动物胰岛素，因此对完全人工合成动物胰岛素的需求就没有那么迫切了。

而另一方面，这也是因为桑格的工作无意间指出了另一条更为光明的道路，最终带来了人胰岛素的大规模临床应用。

人的胰岛素？

别急。用人的胰岛素，不是说要像活熊取胆那样把人变成活着的胰岛素工厂，更不是要从死人身上窃取胰腺，科学家们没有那么冷血。

或者说更重要的，他们没有那么缺乏想象力。

科学家从桑格的工作中得到的启发是，也许可以在工厂里大规模地生产人胰岛素，从而从根本上取代动物胰岛素的使用。

读者们在看到之前的故事的时候就可能会有疑虑：动物的胰岛素，怎么可以随随便便拿来治疗人的糖尿病？动物的胰岛素和人的胰岛素难道可以随意替换吗？

是也不是。拿牛的胰岛素来说吧，它的氨基酸序列和人胰岛素高度相似，仅有不到 10% 的氨基酸有所不同（51 个氨基酸有 3 个不同）。因此，在临床上它确实能起到治疗人类糖尿病的功效。但是，在人体中牛胰岛素确实效用要略差一些；同时，这些许的差别能够被人体灵敏的免疫系统识别，从而引发一定程度的免疫反应，这是牛胰岛素难以避免的副作用。（图 4-12）

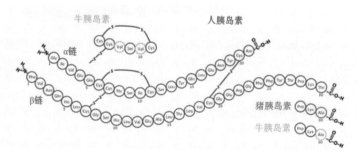

图 4-12　不同动物的胰岛素。在这张图里，每个构成胰岛素的氨基酸分子都用一个圆圈（和圆圈内的特定三字母编码）表示。我们可以看到，牛胰岛素与人胰岛素有三个氨基酸的差别（绿色），而猪胰岛素相对更接近人，仅有一个氨基酸的差别（红色）

而桑格工作的启示在于，既然我们可以测定牛胰岛素的氨基酸序列，我们自然也可以测定人胰岛素的氨基酸序列。那么我们是不是就可以完全抛弃不完美的动物胰岛素，直接在工厂里生产人胰岛素蛋白，并用于治疗糖尿病了？

历史快进到 1982 年，优泌林（Humulin）（图 4-13），第一支人胰岛素药物上市销售。这支利用重组 DNA 技术制造的革命性药物，将胰岛素的临床应用推进到前所未有的高度，也标志着制药工业一个崭新历史阶段的到来。优泌林的出现不仅仅意味着动物胰岛素产品的巅峰已过，开始慢慢退出市场；同时，它的到来还标志着生物技术产业的诞生，以及医药行业的历史性变革。

优泌林是怎么来的呢？它的到来和桑格的拼图有关系么？

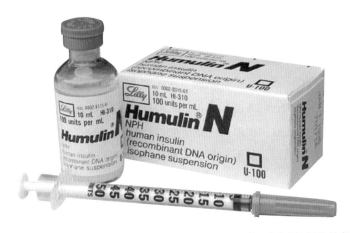

图 4-13　优泌林，历史上第一支重组人胰岛素产品，也是世界上第一个由重组 DNA 技术制造的药物

6. 胰岛素进化史

前面我们已经讲到，相比牛或者猪的胰岛素，使用人类胰岛素治疗糖尿病有诸多显而易见的好处：完全模拟了患者体内的天然胰岛素；

避免了动物胰岛素可能的副作用（当然，严格讨论起来，动物胰岛素的临床效用和安全性还是非常令人满意的，所谓副作用某种程度上是"理论上"的）；生产不需要依赖动物内脏的供应，等等。不管从临床应用、生产还是商业因素考虑，人胰岛素都是不折不扣的"终极"胰岛素。

但是如何生产出"人"的胰岛素，特别是大量的、质量稳定的、安全可靠的人胰岛素呢？毕竟，科学家和医生们，不可能从活人（或者死人）身上打主意。这样的想法不仅仅是邪恶，实际上也太没有创造力了！

这时候进入历史的，是一个在我们的故事中多次出现、似曾相识的情节。又一次意识到人力有限的科学家们，转而开始寻求大自然的力量。

既然不能完全依靠人工去生产胰岛素，那我们能不能借用生物体的力量？要知道，人体合成人胰岛素的本事，可是比科学家的试管高出了不知道多少倍。

面对可能的商业应用，产业界和资本的嗅觉总是要更灵敏。

在瘦素的故事里，我们讲到过重组 DNA 技术的两位发明者，赫伯特·博尔和斯坦利·科恩。他们两个的科学合作在 1973 年结出硕果。他们把两种细菌的 DNA 剪切并连接在一起，人工构造出了一种混合了两种细菌生物学特性的"新"细菌。而到了 1976 年 1 月的一天，还在设计着各种好玩的细菌剪切粘合实验的博尔，在办公室里接到了一位陌生人的电话。

电话那头的年轻人自称罗伯特·斯旺森（Robert Swanson），鼎鼎大名的硅谷 KPCB 基金的合伙人。斯旺森热情地提到了科恩和博尔的"重要发现"，并且谦虚地询问能否约个时间和博尔喝杯咖啡，谈谈重组 DNA 技术的"可能商业应用"。

原定一刻钟的咖啡时间被延长到了 3 小时。而那一天结束的时候，博尔和斯旺森，两个 30 岁左右的年轻人已经迅速谈妥了一个约定：两人决定分头辞职，共同创立一家生物技术公司，探索重组 DNA 技术的应用前景。

博尔和斯旺森的命运就此改变。而这家名为基因泰克（Genentech）的公司，也标志着重组 DNA 这项革命性的技术发明，不再仅仅是科学家手里的新鲜玩具，它迅速走出实验室，走向产业化，走进千家万户。

◇ 基因泰克公司

这家创立于 1976 年、总部位于美国加州南旧金山市的公司是医药产业乃至全球创新企业的传奇之一。它的创立完全建立在博尔和科恩的重组 DNA 技术之上，引领了整个生物技术产业的发展。这家公司在过去的数十年，研究开发出数十种基于重组 DNA 技术的重组蛋白和单克隆抗体药物，包括结直肠癌药物安维汀（Avastin，通用名贝伐珠单抗 /bevacizumab），乳腺癌药物赫赛汀（Herceptin，通用名曲妥珠单抗 /trastuzumab），淋巴瘤药物美罗华（Mabthera，通用名利妥昔单抗 /rituximab）等。这家公司在 2009 年被瑞士罗氏公司以 460 亿美元的价格收购，成为罗氏的子公司。

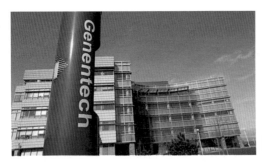

基因泰克公司总部和基因泰克公司的 logo

这家年轻公司的第一个使命就是，利用科恩和博尔的重组DNA技术，让细菌为我们生产人胰岛素！

其实有了桑格对胰岛素氨基酸序列的测定，有了科恩和博尔的重组DNA技术，这项任务实际上并没有看起来那么艰巨：人们已经通过桑格和后来者的工作，完全了解了人类胰岛素完整的氨基酸序列，并顺藤摸瓜地确定了人类胰岛素基因的DNA序列。因此，如果把人类DNA序列完整地合成出来，再利用重组DNA技术把它放到一个细菌质粒里面去，这种细菌应该就能源源不断地合成人类胰岛素。

1978年，开业仅仅两年后，年轻的基因泰克公司宣布生产出了人源胰岛素，其氨基酸序列和生物功能与人类自身合成的胰岛素别无二致。世界上第一个重组DNA药物诞生了。1982年，胰岛素领域的领头羊礼来公司开始以优泌林为商品名销售基因泰克的革命性产品。

1980年，基因泰克在万众欢呼中登陆纳斯达克，作为一家当时仍没有一分钱利润的公司，基因泰克在IPO首日结束时的市值就达到4亿美元，这体现了人们对这家代表着新希望的制药公司的美好期待。而在2009年，瑞士制药巨头罗氏收购基因泰克时，花费达到了460亿美元！基因泰克、博尔和斯旺森，在一个完美无缺的时间节点做出了正确的选择。因此他们的成功也就显得如此的水到渠成。

而优泌林的上市，也预示着胰岛素开始加速进化了。

既然我们可以利用重组DNA技术，将人类胰岛素的DNA序列放入细菌，把细菌变成微型胰岛素工厂，那么我们自然也可以在这个过程中，随心所欲地改变人类胰岛素的DNA和蛋白质序列，甚至制造出性能优于天然胰岛素的全新蛋白质药物来。

也许读者会问，人胰岛素应该是历经进化选择的最优解吧，有什么必要在它上面继续动手动脚呢？这样会不会弄巧成拙呢？

问得没错。人类天然合成的胰岛素，对于人体而言，当然是近乎于完美无缺的存在。毕竟在全球几十亿没有患糖尿病的人群里，天然胰岛素一周七天、全年无休地精密调控着身体里的血糖。再谈人工修改，确实有点画蛇添足的意味。但是，对于糖尿病患者而言，通过注射进入体内的人源胰岛素可就没有那么完美了。

倒不是胰岛素本身有什么不对，实际上重组 DNA 技术就保证了糖尿病患者所用的人源胰岛素和体内天然合成的胰岛素一模一样。问题是出在对胰岛素水平的调节上。大家可能还记得，我们曾经讲过在一日三餐之间，血糖水平是起起伏伏变化不定的，而胰岛素在其中起到了关键的调节作用。实际上，胰岛素水平灵敏地响应了体内血糖水平的变化，从而能够在饭前饭后协助血糖水平的稳定。在这种灵敏响应的背后，是人体胰岛贝塔细胞对合成、包装和分泌胰岛素的精密调控。可想而知，通过注射器进入血管的胰岛素显然是没有能力精确地追踪和响应血糖水平变化的。因此从某种程度上说，接受胰岛素治疗的糖尿病患者仍然和健康人有着明显的区别。前者仍然需要小心翼翼地调节自身的饮食规律和注射胰岛素的节奏，保证血糖水平能够处于相对合理的范围内。

比如说，常规使用的动物胰岛素在血液中的生命周期差不多都是 4~6 个小时，这就意味着患者每天需要给自己扎上四五针才能维持基础血糖的稳定。即便是工程改进版的胰岛素，患者也需要每天注射两次。而且这些胰岛素对于餐后短时间血糖飙升的情况都无可奈何：常规胰岛素的起效较为缓慢，作用周期又往往以小时记，如果注射高剂量胰岛素保证了餐后短时间内血糖的稳定，那么食物消化后这么多胰岛素很容易引起低血糖症状，甚至危及生命。

有了重组 DNA 技术，人们就有资本开始幻想，是否有可能，用这种上帝的活计，为我们制造更多、更新、更好的胰岛素？

有没有可能制造一种作用时间更长的胰岛素，使得糖尿病患者们不再需要每天反复提醒自己注射的时间，可以一针解决一天的问题，甚至可以一针解决几天、几周甚至更长时间的血糖问题？有没有可能制造一种特别短命的胰岛素，一经注射马上起效，起效之后迅速降解，正好用来应对餐后血糖的高峰？有没有可能制造一种自动的机器能够模拟贝塔细胞的功能，顺应血糖水平的变化，灵敏地调节胰岛素的剂量？甚至……有没有可能制造出一种可以当药片吃的胰岛素，让糖尿病患者再也不需要面对扎针的烦恼？

我们的故事，更多的是希望讲述已经发生的历史，连接科学发现与疾病治疗之间的纽带。因此，笔者不想花太多笔墨介绍正在我们周围发生着的、激动人心的进步。只想告诉读者们，这些设想正在缓慢却又坚定不移地成为现实。

比如说，赛诺菲（Sanofi）公司开发的新型胰岛素（商品名是来得时 /Lantus，通用名甘精胰岛素 /insulin glargine），通过对人源胰岛素进行基因修饰，极大延长了胰岛素的半衰期，使得患者们一天注射一次就可以调节基础血糖。类似的产品还有诺和诺德公司的诺地平（Levemir，通用名地特胰岛素 /insulin detemir）。在光谱的另一端，赛诺菲、诺和诺德和礼来公司也通过基因工程的方法改造人类胰岛素，生产出了能够在半小时内起效的快速胰岛素。与此同时，一种全新的给药方式——胰岛素泵也被发明出来。和每日几次的常规注射不同，胰岛素泵始终保持和血管的连通，能够实时测定血糖水平，并根据血糖水平自动调节胰岛素的给药量。从某种意义上，胰岛素泵至少部分地模拟了胰腺贝塔细胞对胰岛素分泌的调节作用。

而就在创作这篇故事的时候，作者也可以想象得到，更多、更新、更好的胰岛素，正在被全世界各地的科学家和工程师们研究和开发着。通过鼻腔吸入式的胰岛素，经过 2006—2007 年的失败，正准备重头再来。通过皮肤给药的胰岛素、口服的胰岛素……也许就在路上。

如果允许作者做一点点对未来的畅想的话，尽管人类彻底战胜糖尿病的壮举还需要我们的耐心，但是更好的胰岛素，将毫无疑问在不久的将来等待着我们。

三 | 雄关漫道真如铁

1. 山羊豆和炼金术

看完了胰岛素的百年传奇，大家是不是会有一种印象：胰岛素是治疗糖尿病关键中的关键，而只要能发明出更新、更多、更好的胰岛素，糖尿病问题就迎刃而解了。

可是也许你会有疑问产生。前面的故事明明讲过，糖尿病至少有两种主要类型啊？1 型糖尿病是因为缺乏胰岛素导致，那么补充胰岛素天经地义。可是 2 型糖尿病主要是因为身体细胞失去了对胰岛素的响应。那么再打更多的胰岛素进去，会有用么？

好问题。实际上，我们关于糖尿病的故事还远没有结束。漫漫雄关，还等待着人类英雄们的征服。

在胰岛素被首次发现和应用的 20 世纪 20 年代，人们确实天真地认为，有了胰岛素，糖尿病的问题就算还不能被根治，但是已经可以完美控制了。剩下的，无非是技术问题了，也就是我们刚刚讲过的，怎么把胰岛素做得更纯、更方便使用、效果更加可控等。

这样的想法看起来是如此的顺理成章。毕竟，每个开始胰岛素注射治疗的医生，都亲眼目睹了千年医学史上屈指可数的奇迹：那些嘴里冒着酸臭味、骨瘦如柴、奄奄一息地静待死神敲门的患者，在接受胰岛素注射之后几乎是一瞬间就重新拥有了生命力。而那些接受了胰岛素治疗重获新生的患者们，更成为胰岛素的活广告，在全世界兴奋而又充满感激地描述着这种药物的神奇功效。（图4-14）

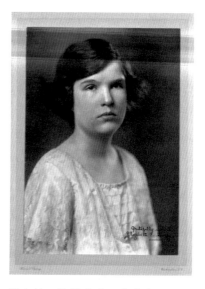

图4-14　伊丽莎白·休斯（Elizabeth Hughes），胰岛素治疗的最早受益者之一，20世纪20年代胰岛素宣传的海报女孩。休斯出生于1907年，于1919年被诊断为家族性糖尿病，1922年在多伦多接受了胰岛素注射，摆脱了病魔的困扰。她健康地活到了73岁，结婚生子，并以负责建立了美国最高法院历史研究会而闻名。据推算，在她一生中共接受了大约42000次胰岛素注射

医学奇迹让科学家和医生们都有意无意地忽略了一个细节：他们接触和治疗的所谓糖尿病患者，虽然都出现了高血糖、多饮多尿、营养不良甚至酸中毒的症状，但看起来倒像是差别挺大的两类人。一类，是非常年轻（大部分都不到10岁）的患者，同时看起来有点家族遗传的性质。而另外一类患者则看起来完全不同，他们大多已经到了中老年，在这些患者里，有差不多一半人在患病前"中年发福"，大腹便便是这一类患者的标配。

本书的读者们肯定已经明白，他们其实就是完全不同的两类糖尿病患者。前者患的是1型糖尿病，一种自身免疫疾病，病因是自身免疫系统杀死了产生胰岛素的胰岛贝塔细胞，身体失去了合成胰岛素的能力。而后者患的是2型糖尿病，是一种代谢疾病，病因是我们的身体因为某种原因（比如肥胖和缺乏运动）对胰岛素失去了响应，而此时身体合成和分泌胰岛素的本事，并没有受到破坏性的干扰。但是当时的科学家和医生们，在狂喜中忽略了这一点。

有点讽刺意味的是，其实早在公元四五世纪古代印度的医生们就已经意识到了这两种疾病的分野，并且准确地把它们命名为"儿童糖尿病"和"肥胖糖尿病"。但就像古代东方文明的绝大多数天才科学发现一样，他们的这一创见也被深埋在历史的烟尘之中，并没有被现代世界的医生们所注意。后人们继承的是伟大的古希腊的希波克拉底和古罗马的盖伦医生的道统，哪里会注意神秘印度的所谓"医学"呢。

更不用说，不少医生们心里想的大概是：管他黑猫白猫，不对，管他孩子还是老人呢，反正得了糖尿病，打了（胰岛素）针就能好嘛。

但是慢慢地，医生们发现在临床治疗中也开始出问题了。胰岛素注射对于前面那一类患者（大多数是孩子和年轻人）立竿见影，患者只要保持规律注射，几乎可以重返正常人的日常生活方式。而后者却对胰岛素反应缺缺，有时候需要注射大剂量的胰岛素才有效果，有一小部分患者则压根看不到什么效果。即便是那些有效果的患者，如果一旦放开了吃饭喝酒，血糖水平也非常容易剧烈波动，影响胰岛素的药效。

但是，确实也没有更好的治疗方案了。于是医生们就这么将就着，思考着，探索着。

终于到了 20 世纪 30 年代，英国医生哈罗德·西姆沃斯（Harold Percival Himsworth）"重新"在现代医学的框架下发现了两种糖尿病的区别。（图 4-15）

西姆沃斯医生做了一个简单的

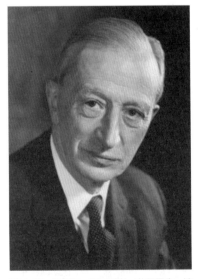

图 4-15　哈罗德·西姆沃斯，英国医生，糖尿病现代分类法的奠基人。他的胰岛素敏感度检测实验第一次从现代科学角度严格区分了两类糖尿病：对胰岛素仍旧灵敏响应的 1 型糖尿病，以及对胰岛素不再响应的 2 型糖尿病。在 1979 年，他的分类方法最终成为国际共识

实验。

他给糖尿病患者喝一杯浓浓的糖水，同时也注射一针胰岛素，并在随后的一个半小时内不时地检测他们的血糖水平。要知道，一杯糖水下肚，不管是正常人还是糖尿病患者都会出现血糖飙升的情况；而胰岛素注射则会及时地帮助降低血糖。这个实验的意义在于，根据对每个人血糖水平的持续追踪，西姆沃斯医生可以很清楚地看到身体对胰岛素的响应情况：对胰岛素敏感的身体，血糖下降得快，反之则下降得慢。

西姆沃斯在 1936 年的论文中报道，一部分糖尿病患者的胰岛素响应和健康人别无二致，一针下去血糖可以迅速降低；而另一群糖尿病患者对胰岛素的反应非常微弱。根据这一清晰的差异，西姆沃斯指出，确实存在两类可能从病因到症状都截然不同的糖尿病。而和古代印度医生们的分类依据不同，西姆沃斯的分类基于严格的实验证据而非日常观察，因此为进一步认识两种疾病，并开发出更好的治疗方法提供了出发点。

一个显而易见的推论是，既然 2 型糖尿病人对胰岛素不敏感，那么胰岛素注射就不是最好的治疗 2 型糖尿病的方法。反之，如果有办法能够提高这些糖尿病患者的胰岛素敏感性，则可以釜底抽薪地治疗 2 型糖尿病。

可到底该怎么做到这一点呢？

老实说，给缺乏胰岛素的糖尿病患者注射胰岛素，和让对胰岛素不敏感的患者恢复敏感性，这中间难度的差别可不是一般的大。

拿前者来说，自从 1889 年冯梅林和闵科夫斯基的工作之后，科学家和医生们的目标是明确而单一的：找到胰岛中分泌的那种能够降低血糖的物质，然后用它来治疗糖尿病。我们曾经提到过，甚至在班廷他们真正找到胰岛素之前，"胰岛素"这个名字已经早早地被起好了。这从侧面说明，尽管任务艰巨，我们至少知道自己要找的是什么。

　　而后者就不一样了。要知道，当时人们对胰岛素怎么实现降低血糖的功能所知甚少，只知道动物注射了胰岛素之后，血糖确实进入了肌肉和脂肪变成了糖原，肝脏细胞确实也减少了葡萄糖的生产。但是这些细胞怎么知道胰岛素的存在，这种功能又是哪里出了问题，压根一丁点线索都没有。实际上即便到了今天，科学家们还在为"胰岛素抵抗"这种现象想出各种各样的解释，提出各种各样的假说呢。

　　因此，为 2 型糖尿病患者对症下药，找出能够帮助他们提高胰岛素敏感性的药物，从一开始就是瞎猫抓死耗子。非要类比的话，和古代术士巫师们的炼金术相差无几。

　　没有比二甲双胍更能深刻地展现药物开发中的偶然性和"炼金术"特质的药物了。

　　直到今天，二甲双胍都是全世界治疗 2 型糖尿病的一线首选药物。

　　它能够高效抑制肝脏生产葡萄糖，能够显著提高身体对胰岛素的敏感性，从而有效降低血糖。与此同时，长久以来二甲双胍还是唯一一种具有明确心血管保护作用的降糖药——这个纪录在 2015 年才被打破。全球有超过一亿人日常服用这种药物。而所有试图开发糖尿病新药的公司，都需要证明它们的疗效"不亚于"二甲双胍。

　　但是与此同时，过去一个世纪中二甲双胍的命运起伏，恰恰成了"炼金术"最贴切的证明。

　　首先这种药物的来历就非常可疑。在 20 世纪 20 年代——也就是胰岛素被发现的年代，美国牧民发现自家牲口吃了一种新引进的牧草以后，会出现肺水肿、低血压，甚至麻痹和死亡的症状。这种来自欧洲名叫"山羊豆"的牧草，很快被美国大多数州列为有害植物防之如大敌。而科学家们在仔细分析这种牧草的化学成分后发现，一种胍类物质（山羊豆碱）是牲畜死亡的罪魁祸首，而这种物质之所以能毒害牲畜是因为——它能非常剧烈地降低血糖。（图 4-16）

　　有意思了。本来造福畜牧业的实用研究，居然找出了也许能治疗糖尿病的药物？

于是理所当然的，山羊豆碱被人们拿来实验其治疗糖尿病的效果（当然是在动物身上），然后理所当然地失败了：拜托，这东西能毒死山羊难道你们不知道么？

不过有了具体的化学物质事情就简单了。有机化学家们开始轮番上阵，通过微调山羊豆碱的化学结构，试图找到一种能保留其药效，去除其毒性的方法来。这也就是二甲双胍（metformin）的来历。换句话说，二甲双胍就是山羊豆碱一个脾气温和的小弟弟。（图4-17）

怎么样，这来历是不是挺像炼金术？真让人怀疑，要是美国的山羊不喜欢吃山羊豆，那二甲双胍的到来是不是要推迟个几十年？

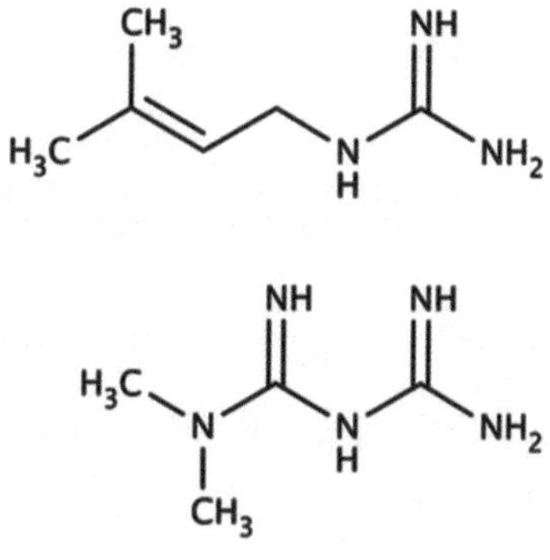

然后呢？1922年胰岛素被用于治疗糖尿病，时运不济的二甲双胍于是也就没有然后了！在整整30年里，胰岛素成为了糖尿病治疗的黄金标准。哪怕西姆沃斯医生已经在1936年重新发现了对胰岛素不敏感的2型糖尿病，胰岛素注射仍旧是医生的不二选择。二甲双胍的存在完全被遗忘了！直到1957年，

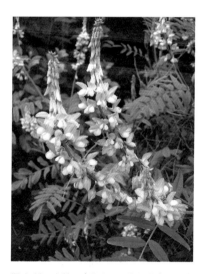

图4-16 山羊豆（*Galega officinalis*）。原产中东，后来被引种到欧洲和西亚地区。它早期被当做牧草种植，但很快发现对牲畜有害而被禁止种植。正是从山羊豆中提纯出的山羊豆碱，打开了胍类化合物治疗糖尿病的大门

图4-17 两种胍类小分子，山羊豆碱（上）和二甲双胍（下）

法国人让·斯特恩（Jean Sterne）才因为一个偶然的机会重新想起了二甲双胍。这一次，是因为他看到有一位菲律宾医生报道，用二甲双胍治疗流感时，有不少患者会出现严重低血糖。这位菲律宾医生为什么想到用这种奇怪的方法治疗流感已经难以考证，但是斯特恩医生的第一反应是：这玩意儿难道真的可以给人治疗糖尿病？于是二甲双胍重获生机。而二甲双胍正式进入美国这个全球最大的医药市场，已经是1995年的事情了，此时距离山羊豆碱的发现，已经过去了七十多年！

而最能体现二甲双胍的炼金术色彩的是这样一个事实：直到今天，我们仍然不完全清楚这种药物是如何降低血糖的！这个小分子能够提高机体对胰岛素的敏感度，于是帮助肌肉细胞打开大门吸纳更多的葡萄糖，它也能让肝生产更少的葡萄糖；它甚至可能通过什么未知的途径来降低血糖。关于这个问题的研究，仍旧是糖尿病研究的重要话题之一。

是的，人类已经可以发射飞行器访问49亿千米之外的冥王星，看到冥王星送给全人类的心形示意；能在托克马克装置里创造1.5亿摄氏度的高温，制造出一颗微型的太阳；也能在一间大房子里层层叠叠地堆上超过百万亿个晶体管，在计算机里模拟出一个国家未来几天的天气变化；与此同时，我们对自己手中的药片到底如何治病，懵懂无知得像个中世纪的炼金术士！

2. 理性制药的新时代

炼金术当然不会是现代科学和医学的终点。

再次回顾二甲双胍的历史，我们可以看到从有毒牧草到一线药物的每一步都有很强的运气成分。能让山羊低血糖休克的山羊豆引出了山羊豆碱的提纯；山羊豆碱的高毒性引出了各种类似物包括二甲双胍的合成。而在被遗忘30年后，又是一位菲律宾医生的偶然发现让二甲双胍重新引起人们的注意，并最终通过严苛的临床试验进入糖尿病的一线治疗。

而直到今天，我们仍然没有完全理解为何二甲双胍能够治疗 2 型糖尿病。

这样的故事固然引人入胜，却绝不能用来作为药物开发的常规路径。要是山羊没有乱啃这种青草，要是菲律宾医生没有病急乱投医地用二甲双胍治疗流感，那病魔缠身的患者们还得再等多久？科学家和医生们也绝不愿意放弃理性的骄傲，单纯让运气指导他们的工作。

在他们的努力下，现代制药工业开始慢慢拥有更多的"理性"成分。而下面故事的主角，正是这种理性探索的心血结晶。

新故事和二甲双胍的故事有个相似的、充满偶然性的开头。

1902 年，两位互为连襟的英国科学家威廉·贝里斯（William Maddock Bayliss）和恩斯特·史达林（Ernest Henry Starling）（图 4-18）在研究消化系统功能的时候发现，狗的小肠能够分泌一种液体并进入血液循环，而这种液体能促进胰腺消化酶的分泌。他们的工作部分解释了消化系统的工作原理，也就是为什么帮助消化的胰腺分泌液，会恰好在饭后短时间内就进入小肠发挥功能。更重要的是，他们的观察提示了生物体内一种全新的调节机

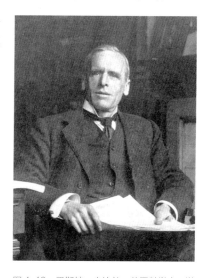

图 4-18　恩斯特·史达林，英国科学家，激素的发现者和激素一词的发明人。一个很有趣的小插曲是，史达林和贝里斯的实验，最初是试图证明俄国科学家巴甫洛夫的一个猜想，即胰腺消化液的分泌完全由神经所控制。不过史达林和贝里斯在实验中发现，切断神经并不能阻止胰腺消化液的分泌。没有就此放弃的他们因此转向分析究竟这背后是何种物质或刺激起作用，从而发现小肠产生了激素调节胰腺分泌

制：一个器官（小肠）能够分泌化学物质，影响相距甚远的其他器官（胰腺）的功能。两位科学家为这类物质起名"激素"（hormone），而1902年也标志着人体内分泌功能研究的起点。

不过至少从这个时候看，我们的故事和糖尿病还没有一丁点的关系。

第一点联系，来自于30年后的1932年。此时人们已经相当清楚胰腺的两个彼此独立的功能：腺泡分泌消化酶、胰岛分泌胰岛素。一个自然而然的想法就是——既然小肠分泌的未知激素能够促进消化酶的分泌，那么是不是也能促进胰岛素分泌，甚至降低血糖呢？

受这个想法的鼓舞，比利时科学家让·巴尔（Jean La Barre）重复了贝里斯和史达林的工作并发现，狗小肠分泌的激素确实具有降低血糖的功能。不仅如此，巴尔还成功地利用生物化学方法把小肠分泌物分成了能促进消化液分泌和能降低血糖的两个组分。但在之后的几年，这类被巴尔命名为"肠泌素"（incretin）的能降低血糖的物质，却被同行发现效果很可疑：把肠泌素注射到糖尿病患者体内，根本看不到什么降低血糖的反应。肠泌素的概念，以及它与糖尿病的可能关联，也因此被人迅速遗忘，而且一忘就是又一个30年。

在20世纪60年代，随着技术的进步，人们得以能够直接检测和定量血液中含量极低的胰岛素分子，从而能够研究胰岛素水平的变化规律。例如，就像咱们故事里讲过的那样，喝一杯糖水后人体血糖水平上升，同时伴随着胰岛素水平的上升。这时候人们发现了一个非常怪异的现象：如果同样一杯糖水不是被喝下去的，而是被直接注射到血液里的，那么人体胰岛素水平上升得就要慢得多、少得多！

这个就太奇怪了。

要知道，口服的葡萄糖要经过口腔、食管、胃，直到进入人的小肠才能被吸收和进入血液循环，这个过程中的被动损耗暂且不提，单就时间而言，无论如何都应该比注射葡萄糖进入血管慢得多。那么按照常理推断，注射葡萄糖对胰岛素的"唤醒"，应该要远远高于口服葡萄糖才对啊。

而"不合常理"的观察结果，往往是美妙发现的前奏。就看当时那位屏住呼吸等待的观察者，是更愿意相信"自古以来""理当如此"，还是更相信理性的力量了。

亲爱的读者们，你们是哪种人呢？我相信你们中的某些人，这时候已经想到了些什么：口服的葡萄糖能够更强有力地刺激胰岛素的分泌，这说明葡萄糖经过消化道的时候，会因为某种未知的原因刺激胰岛素分泌；反过来，绕开消化道直接进入血管的葡萄糖则没有这个本事。

且慢，这不恰好对上了巴尔医生 1932 年的观察和猜测么？难道肠泌素是真的？小肠真的可以产生某种神奇的激素，刺激胰岛分泌胰岛素？

于是肠泌素的概念在 30 年后被如获至宝地重新捡了回来。和巴尔医生的时代不同的是，此时的科学家已经有了更好的研究手段，其中之一就是我们刚刚讲过的桑格蛋白质测序法。很快，两种符合"肠泌素"定义的蛋白质分子被找了出来。它们分别被命名为 GIP（gastric insulinotropic peptide/ 葡萄糖依赖性促胰岛素分泌多肽）和 GLP-1（glucagon like peptide-1/ 胰高血糖素样多肽 -1）。读者们尽可以忽略两个佶屈聱牙的名称，我们只需知道，GIP 和 GLP-1 两个蛋白质，都是从小肠肠壁细胞分泌并进入血液，都能够刺激胰岛贝塔细胞分泌胰岛素，就足够了。

这两种激素接近完美地解释了口服葡萄糖的古怪后果：葡萄糖进入小肠后能够刺激这两类激素的分泌，从而间接地刺激了胰岛素的分泌和血糖的下降。

兴奋不已的科学家们第一个想到的就是：能不能用 GIP 和 GLP-1 治疗 2 型糖尿病？

毕竟两者和胰岛素一样，都是人体天然合成的蛋白质，安全性应该毋庸置疑。同时，对于 2 型糖尿病患者而言，如果能够增强胰岛素的分泌，应该能够唤醒已经对胰岛素失去响应的身体细胞，从而起到治疗的效果。

不行。注射 GLP-1 的临床效用虽然不能说完全没有，但是微乎其微，几乎没有什么临床意义。

但很快人们找到了原因所在——也正是为什么巴尔的实验长久以来无法被重复的原因。GIP/GLP-1 在体内存活的时间实在是太短了！它们在体内会迅速地被分解，其半衰期只有惊人的一两分钟，在这么短的时间内，再神奇的药也来不及唤醒胰岛素、降低血糖啊。

肠泌素，和肠泌素治疗糖尿病的希望，是不是就此退出历史舞台了？

没有。恰恰相反，肠泌素能被我们的身体快速降解这一发现，反而为科学家们指明了摆脱炼金术，"理性"开发糖尿病药物的光明道路。

大家不妨暂停阅读，给自己布置一点点思维体操的作业。如果你是药物开发者，该怎么利用这个初看令人沮丧的发现，来"理性"开发糖尿病新药呢？

一方面，肠泌素确实有很好的促进胰岛素分泌、降低血糖的效果。而另一方面，注射肠泌素仅有极短的生命期，难以起到治病救人的作用。

那么看起来，是不是至少有两个办法能解决问题？一个可能性是有意识地修饰和改变 GLP-1 的结构，让它变得更"皮实"一点，不太容易被身体降解和排出；另一个可能性则是釜底抽薪，干脆找到身体里到底什么东西负责降解 GLP-1，把它给抑制了不就行了？

从这两个思路出发，大家也许能开始感受到所谓"理性"制药的含义。在这里，我们不再需要依赖意外的观察和偶然的发现——比如山羊豆能够毒死牲畜，来提示一种潜在药物的存在。我们可以根据对生命现象的认知，主动地、有意识地去创造出我们需要的药物来。

先说说前一个思路吧。目标非常明确：我们已经知道肠泌素能够刺激胰腺分泌更多的胰岛素，我们需要的就是尽可能延长它在体内的半衰期，使其充分发挥功能。按照传统"炼金术"的思路，科学家和药物开发者大概需要在野外到处蹚摸奇怪的现象，指望不定哪一天能从某种神秘动物的体内找到一种"恰好"可以在人体内活得久一点的肠泌素吧？事实上人们确实也这么做了！第一种 GLP-1 类似物药物（艾塞那肽 /exenatide）正是从一种有毒的蜥蜴中发现的蛋白质，人们发现它在人体内的半衰期要比人类 GLP-1 长得多，而功能上又类似人体的 GLP-1，于是就移花接木地拿它治疗 2 型糖尿病。

而利拉鲁肽（liraglutide）——全世界第二个上市的 GLP-1 类似物，则更好地说明了"理性"制药的特点。和艾塞那肽不同，利拉鲁肽是人类原生 GLP-1 的衍生物。它也不是来自漫无目的的寻找，而是来自实验室中目的明确的设计。

它到底是怎么来的呢？

长话短说，利拉鲁肽的设计充分利用了科学界对肠泌素蛋白的最新研究成果。

人们知道，GLP-1 是一个由 30 个氨基酸组成的蛋白质，它之所以有着短得惊人的半衰期，是因为它在体内很容易被蛋白酶切割，并随即进入肾脏并被排泄。因此，想要延长 GLP-1 的半衰期，关键是防止它被蛋白酶切割。与此同时，人们通过对胰岛素的多年摸索，已经发现如果在蛋白质分子上连上一段长长的脂肪链，就有可能抵抗蛋白酶的进攻，延缓蛋白质被切割降解的速度。事实上一部分长效胰岛素就是根据这个思路制造出来的。

结合这两条，科学家们就可以尝试对天然 GLP-1 进行改造，特别是在 30 个氨基酸的基础上增加脂肪链，以期制造出能存活得更久的 GLP-1 类似物了。

就是这样，2000 年，丹麦诺和诺德公司的科学家们第一次报道了利拉鲁肽的合成和基本特性。在之后的十年中，利拉鲁肽经受了严苛的临床检验，并最终于 2009 年和 2010 年在欧洲和美国上市（2011 年在中国上市）。

◇ 诺和诺德公司

我们故事里出现过的制药公司几乎都来自美国、瑞士和德国。这并不是偶然的，这三个国家代表着世界制药工业界的最高水准。在全球最大的25家药厂中有超过半数来自这三个国家。但是诺和诺德公司是个很独特的例外——这家成立于1923年的公司位于北欧小国丹麦，是这个小国国民的骄傲之一。诺和诺德从建立那天起就和糖尿病有千丝万缕的联系。就在1922年，一对丹麦夫妻到美国访问期间听说了班廷他们已经纯化出了胰岛素，他们迅速前往多伦多，从多伦多大学那里拿到了生产和销售胰岛素的权利（我们说过，礼来公司和多伦多大学签订的是非排他性的协议）。两人返回丹麦后成立了诺德公司（Nordisk），开始生产销售胰岛素。而诺和公司（Novo）则是他们的雇员辞职后另行创办的新公司。两家公司在1989年重新合并，这就是今天诺和诺德公司名称的由来。在糖尿病药物开发历史上，诺和诺德公司居功至伟。除了在欧洲大陆率先生产和销售最早的胰岛素产品之外，这家公司还开发了第一个单一成分胰岛素、第一个长效的GLP-1类似物药物（利拉鲁肽）。

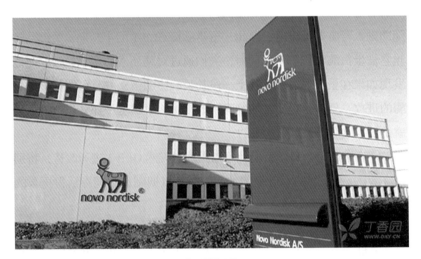

诺和诺德公司

笔者不是临床医生，也无意评价任何一个糖尿病药物的具体临床表现。笔者想展示给大家的，是一个摆脱了"炼金术"色彩的药物开发的故事。在这个故事里，药物开发者们在一开始就设定好了清楚的目标，通过理性的实验设计和临床验证，最终推出一种革命性的新药。

而读者们不应该忽略的是，许多代科学家们对人体奥秘的探索，一步步奠定了理性制药的基础。一百年来，来自实验室的发现，证明了激素的存在，提示和最终发现了神奇的肠泌素，揭示了 GLP-1 促进胰岛素分泌的原因，发现了 GLP-1 被迅速降解的秘密……这些人类最聪明头脑的智慧结晶，最终使得利拉鲁肽的到来显得如此水到渠成。

在试图改造 GLP-1、让它变得更皮实和经久耐用的同时，人们还在尝试另一种"釜底抽薪"的制药思路。既然 GLP-1 在体内半衰期极短，很容易被蛋白酶切割和降解，那么何不找出罪魁祸首是哪种蛋白酶，干脆将它破坏或者抑制掉？

这个思路说难不难，说简单却也没有那么简单。

说它不难，是因为早在 1993 年，人们已经知道了 GLP-1 是如何被降解的。德国基尔大学的科学家们发现，GLP-1 能在试管里被一种名叫二肽基肽酶 -4（dipeptidyl peptidase-4，DPP-4）的蛋白酶切掉一端的两个氨基酸，从而失去活性。这一发现也很快被动物体内的实验所证实。因此从理论上来说，只要能找到一个办法，破坏掉 DPP-4 蛋白酶的活性，就能够延长 GLP-1 在体内的作用时间，从而达到治疗 2 型糖尿病的目的。

事实上，从 DPP-4 对 GLP-1 的切割功能被发现的那一天开始，各路学术界和工业界的神仙就开始了针对 DPP-4 的攻坚战。

而说它不容易，是因为想要定点破坏掉身体中一个蛋白质的活性，并不是件一蹴而就的便宜事。这里面至少隐藏着两个需要克服的技术问题：第一，你怎么找到一个破坏其活性的办法？第二，你怎么能保证这个方法只破坏掉你感兴趣的蛋白质，而不会对身体里其他各种各样的重要蛋白质造成威胁？这两个问题一关系到药物的药效，二关系到药物的副作用，缺一则难成大器。

解决前一个药效问题有几个"理性"程度不等的思路。比如说，一个办法是所谓的"高通量筛选"，简单来说就是把 DPP-4 蛋白酶放在试管里，然后把成千上万，甚至上百万的各种小分子化合物一个一个丢进去，看看哪一种能有效抑制其活性，找出后修饰一下直接当药吃。在前面的故事里讲到过的减肥药奥利司他、降脂药他汀类，其实都是用这样的暴力方法找出来的。

而今天作者要展示给大家的，是相对来说最"理性"的一种办法，叫做"基于结构的药物设计"。这个方法的逻辑是这样的：对于任何一种蛋白质来说，它能起到的催化功能都是和这种酶自身的三维立体结构相对应的。打个比方，一种酶和它的作用底物有点像钥匙和锁的关系。酶分子就像一把锁，只有特定性状的作用底物（也就是钥匙）才能插得进去并且转动锁发挥功能。（图 4-19）

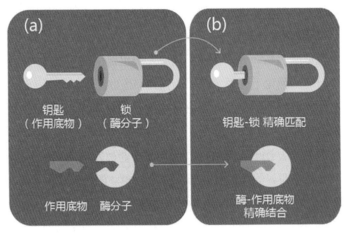

图4-19　解释酶分子功能的"锁与钥匙"模型。我们知道，锁和钥匙需要配对才能开锁。相似地，一个酶分子（绿色）和锁一样，也具备某种特殊的三维构象，只能特异地识别某种分子（紫色），两者精确结合才能激活酶的功能

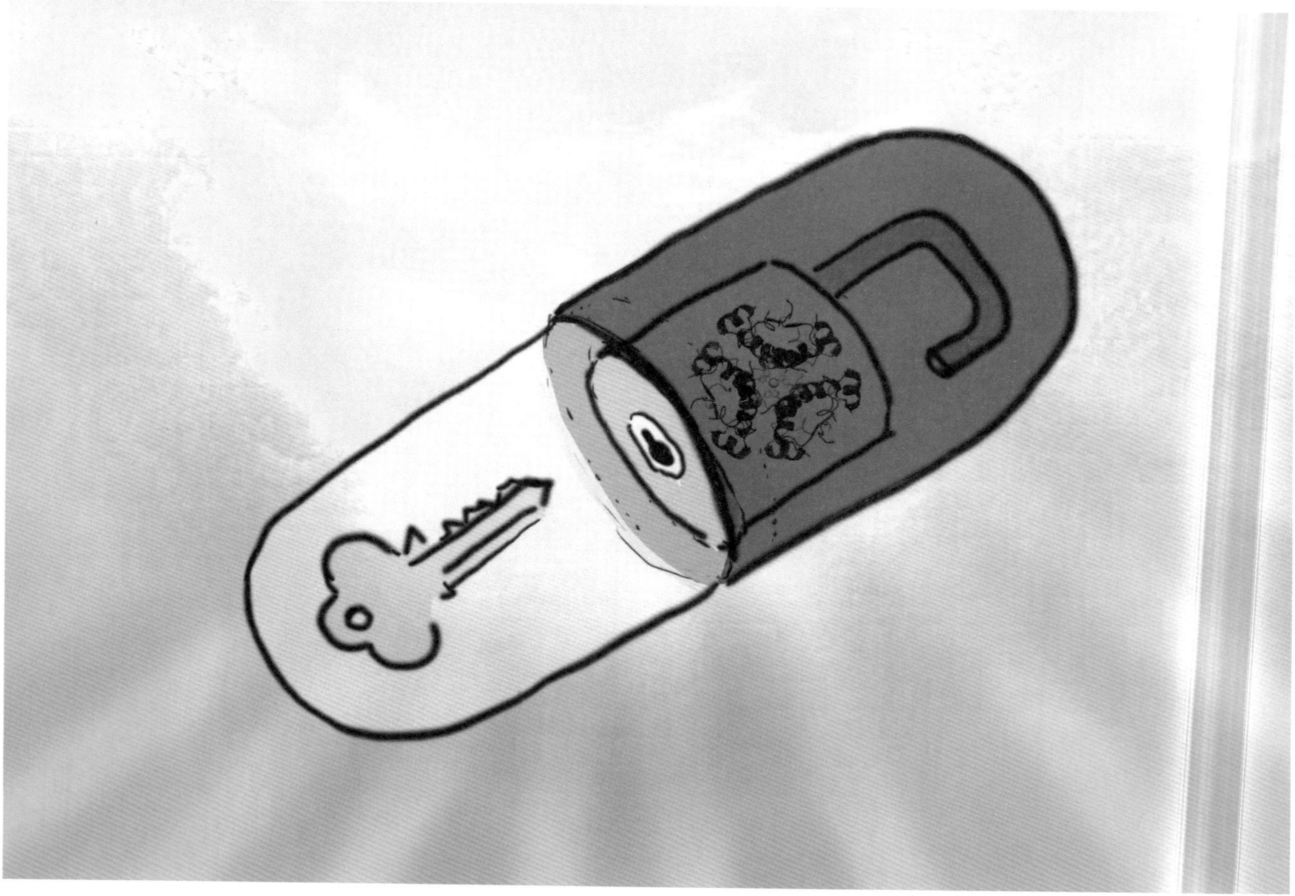

酶分子之[illegible] 李可 / 绘

药物开发有点像锁匠的游戏。如果我们能仔细描画出DPP-4蛋白酶这把锁的细微结构，就能够制造出一把坚固无比不会被掰断的钥匙来。这样一来，这把钥匙就能够牢牢地占据锁孔不再离开，其他的钥匙，包括GLP-1，也就找不到机会开锁，或者说被掰断了。这样的话，DPP-4蛋白酶的活性就被抑制，而GLP-1的生命周期也就延长了。

　　有了锁的图案，药物开发者们就开始玩锁匠的游戏了：对照口袋的大小、深浅和形状，把不同的小分子往里面搁看哪个更适合当钥匙。要知道，这一切工作可以在电脑上虚拟完成，因此可以以迅雷不及掩耳的速度尝试几十万上百万的小分子图片。也正是用这个思路，一家美国公司的科学家们设计出了一种结构上全新的糖尿病药物，并于2010年于日本上市，通用名阿格列汀。

因此，按照这个理解，药物开发就有点像锁匠的游戏。如果我们能仔细描画出 DPP-4 蛋白酶这把锁的细微结构，就能够制造出一把坚固无比不会被掰断的钥匙来。这样一来，这把钥匙就能够牢牢地占据锁孔不再离开，其他的钥匙，包括 GLP-1，也就找不到机会开锁，或者说被掰断了。这样的话，DPP-4 蛋白酶的活性就被抑制，而 GLP-1 的生命周期也就延长了。

2003—2004 年，数篇学术论文集中报道了 DPP-4 蛋白酶的三维晶体结构，从而让人们第一次清楚地看到了 DPP-4 这把锁的细节。人们发现，DPP-4 蛋白相对光滑的表面有一个小小的口袋状的凹陷，这个口袋很深，可以恰到好处地把 GLP-1 的尾巴装进去，然后再咔嚓一声切掉。

有了锁的图案，药物开发者们就开始玩锁匠的游戏了：对照口袋的大小、深浅和形状，把不同的小分子往里面搁看哪个更适合当钥匙。要知道，这一切工作可以在电脑上虚拟完成，因此可以以迅雷不及掩耳的速度尝试几十万上百万的小分子图片。也正是用这个思路，一家美国公司的科学家们设计出了一种结构上全新的糖尿病药物，并于 2010 年于日本上市，通用名阿格列汀（/alogliptin）。

好了，故事就讲到这里。大家可以看到，糖尿病药物的发展，折射出现代药物开发的多张面孔。胰岛素的发现受到 150 年前胰腺切除导致糖尿病的偶然观察所启发，并最终于 20 世纪 20 年代被发现和应用于临床。其后蛋白质测序以及重组 DNA 技术的兴起，又把胰岛素的临床应用推进到新的高度，人们开始有意识地通过重组 DNA 技术改造胰岛素，以期实现对血糖的灵活和长期控制。

在 1 型和 2 型糖尿病的区分被明确之后，人们在胰岛素的辉煌中没有忘记持续寻找专注于 2 型糖尿病治疗的药物。二甲双胍的发现来自于对有毒牧草的偶然研究，从发现到临床走过了半个多世纪的漫长岁月。而其他种类的糖尿病药物，特别是我们刚刚讲到的利拉鲁肽和阿格列汀，其发现建立在人们对肠泌素生理功能的长期研究的基础上，从而显得更加理性、更有目的性，也能够更快地推进到临床应用之中。

而这显然不是一切的结束。

尽管有着上百年不懈地研究，有着种类繁多的药物选择，我们还不得不承认，糖尿病仍然是一种可以控制和管理，但却无法治愈的慢性顽疾。尽管有药物的帮助，糖尿病患者的生活仍然需要接受严格控制，而慢性糖尿病引发的各种并发症（例如我们讲到过的糖尿病肾病和糖尿病眼底疾病）至今仍然是我们难以攻克的堡垒。

雄关漫道真如铁，而今迈步从头越。

然而我们有理由乐观，因为也就是在此时此刻，同样有许许多多人类的英雄们在努力工作。他们的目标，也许是一种治疗疾病的灵丹妙药，也许是对一种疾病的更深理解，也有可能是一颗对客观世界纯粹的好奇心。但是他们的工作，将帮助我们走向人类健康的新地平线。

3. 新地平线

我们已经讲了很多胰岛素的传奇故事。到今天，胰岛素仍然是 1 型糖尿病患者和一部分血糖控制效果不好的 2 型糖尿病患者的首选。而胰岛素注射治疗的问题也是显而易见的。在正常人体内，胰岛素的合成和分泌受到血糖水平的调节，因此能够及时和灵敏地随血糖水平起伏，从而把血糖控制在合理范围内的。

胰岛素药物的化学结构和降血糖功能虽然和人体胰岛素别无二致，但是直接通过注射器进入体内的胰岛素却无论如何不可能感知和响应血糖水平的细微变化。也正因为这个原因，胰岛素注射是一件挺有"技术含量"的工作，患者需要相当小心地监测血糖变化，注意用餐的节奏和食物的构成，并相应地注射不同剂量和类型（长效、常规、短效等）的胰岛素。如果稍有错漏后果也许会相当严重。

因此一个显而易见的更优选择是，在 1 型糖尿病的患者体内偷梁换柱，换一个功能完好的胰腺，让身体器官，而不是注射器和针头，去控制胰岛素的水平。

这样的思路倒并非天方夜谭。实际上早在 1966 年，医生们就成功实施了第一例异体胰腺移植，将器官捐献者的胰腺移植到一位 28 岁的女性体内。这位女性患有严重的糖尿病和并发症，但手术后仅仅数小时，她的血糖水平就显著地下降了。

在此之后，医生们也逐渐发展了活体胰腺移植的技术：将活体捐献者的一部分胰腺移植到患者体内，这样就可以摆脱对去世者器官捐献的依赖。而在 21 世纪初，医生们还更进一步地发明了胰岛移植的技术，只需要将捐献者的胰岛细胞通过肝脏门静脉输入并定位于肝脏，甚至直接输入胰腺，就可以部分地恢复胰岛素分泌的功能，这样的手术自然是比移植完整胰腺要简单得多了。（图 4-20）

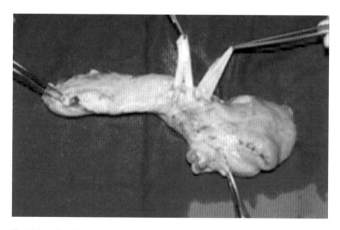

图 4-20　进行中的胰腺移植。图中显示的是从尸体中取出、经过体外血管再造、将要被植入患者体内的完整胰腺。经过几十年的技术发展，胰腺移植已经是非常成熟的手术操作了，每年有数以千计的患者接受胰腺移植（来自尸体捐献者）或部分胰腺移植（来自活体捐献者）

这几类"移植"胰腺的手术在过去的半个世纪，已经成功挽救了上万名严重糖尿病患者的生命。但是胰腺"移植"的努力最终会撞上一面叫做"异体排斥"的墙。简单来说，我们身体里的免疫系统的主要功能就是区分"自己"和"异己"，随后攻击"异己"保护自身。

因此移植到体内的（别人的）胰腺也好，胰岛也好，马上会被免疫系统盯上并攻击，从而导致器官衰竭和死亡。也因为这个原因，所有接受胰腺和胰岛移植的患者都需要终身服用抑制免疫功能的药物，而免疫功能遭到抑制会让人暴露在难以计数的病原体的威胁之下。从某种意义上，接受器官移植的患者必须生活在某种密闭的玻璃盒子里，因为外面的世界对他们而言实在是太危险了。

那有没有可能不走器官移植的老路，干脆另起炉灶，人工"制造"出一个胰腺呢？

听起来很美，难度也是显而易见的。全人工制造的器官到今天为止还更多的是科幻作品的内容。比如人类制造的能部分替代肺功能的呼吸机、能部分实现血液透析功能的人工肾等，目前的体积和构造都还没有一点点"人类"的影子，更不要说放到体内治疗疾病了。

一个容易点儿的思路可能是利用人体细胞重建人体器官，这个方案至少理论上可以借助大自然这个"搬运工"。要知道，我们身体里的所有器官，当然也包括胰腺在内，都是从一个名叫受精卵的细胞分裂而来的。因此从一个能够分裂增殖的人体细胞（我们一般叫它"干细胞"）制造出一个功能完整的胰腺倒并非天方夜谭。

尽管如此，到今天虽然在实验室里让干细胞分裂，产生更多的细胞并非难事，但是人类还没有能力在实验室里制造哪怕是一块有完整功能的有机组织！这里面的原因其实也不难理解：人体的组织是有着精密的结构的，并非一大堆细胞堆积在一起就能叫做胰腺。别忘了我们讲过的胰腺的构造，腺泡细胞和胰岛细胞功能迥异但是结构上包裹在一起，而胰岛内也有包括分泌胰高血糖素的阿尔法细胞和分泌胰岛素的贝塔细胞在内的多种细胞。这样复杂的构造是人体在十月怀胎的发育过程中缓慢形成的，要想在实验室里完整地模拟谈何容易。

为了跨越这个从单个细胞到成形组织之间的天堑，至少可以有两个不同方向的策略。

第一个办法是，放弃幻想，不要奢望能制造出一个和天然胰腺从内到外都不差分毫的胰腺了，干脆，想办法用人体细胞造一个哪怕难看一点，但是足够好用的人工胰腺来。人们在这方面倒是已经有一些技术的积累了。

比如说，读者们可能听说过人造耳朵的故事。科学家们可以用某种人工材料造出一个"支架"（可以是钛合金，也可以是某种容易降解的人工材料），之后将干细胞"接种"上去，经过一段时间的悉心培育，细胞就能布满整个支架表面并形成看起来像耳朵的结构了。当然我们要知道，人造耳朵并不需要什么复杂的结构和功能，它的发明很大程度上是为了美观的需要，而人们造胰腺却是指望它能精准分泌胰岛素的！

即便如此，在新的地平线上我们还是能看到一些曙光。比如说，美国一家名为 Viacyte 的公司开发了一种人工胰腺，至少能在某种程度上模拟出胰岛素分泌的功能来。这家公司的技术原理说来也简单，他们利用人体的胚胎干细胞在培养皿里进行定点培养，让这种细胞大量分裂并分化，之后将这些细胞装在一个几厘米长的小盒子里植入皮下，这么一个人工"胰腺"就完成了。（图 4-21）

拜托，这么个白色的小盒子哪里像胰腺啊？

确实不像，而且实际上开发者们也没有打算让它"像"。他们唯一在乎的就是这种小装置能否分泌胰岛素。这种技术带来的震撼是颠覆性的。白色的小盒子里装载的细胞在植入人体后，能够在各种体内环境的刺激下最终成为有能力合成和分泌胰岛素的贝塔细胞。

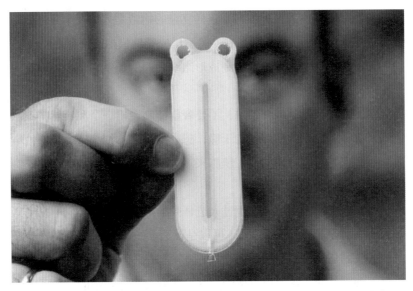

图 4-21　Viacyte 公司的副总裁麦克·斯科特（Michael Scott）手持人工胰腺的容器，仅有几厘米长

更重要的是，这个看起来普通的白色小盒子其实四面都是细密的滤网，具有很好的透过性，能让类似于氧气啊、血糖啊、蛋白质啊进出盒子，因此盒子里的细胞能像真正的贝塔细胞那样密切监测血糖水平并调节胰岛素分泌，而胰岛素分子也可以顺利逃出盒子在身体各处发挥作用。怎么样，听起来不错吧？

别急。肯定有读者会发现里面的问题：你刚刚讲过"异体排斥"的问题，说"别人家"的器官会引发免疫反应甚至导致死亡。可是 Viacyte 这个白色小盒子里装的，应该也是别人家的细胞吧？是不是也会引起严重免疫反应呢？如果是这样的话，这种技术也不高明嘛。

没错，确实是别人家的细胞。Viacyte 用到的胚胎干细胞目前还只能从"别人家"来。但是这个不简单的白色小盒子还有一个重要的功能，它四面滤网上的滤孔直径很小，能够允许几纳米大的蛋白质分子通过，但是不允许几微米大的细胞通过。因此人体的免疫系统根本没有机会进入盒子接触到里面来自"别人家"的细胞，因此也就成功地避免了免疫反应的发生。怎么样，听起来是不是确实很巧妙？

第二个办法听起来就更巧妙了。既然异体移植导致的免疫反应总是一个需要面对和解决的问题，那干脆看看能不能把身体里的一部分多余细胞变成胰腺贝塔细胞吧，这样的细胞是如假包换的"自己的"细胞，绝对不需要担心异体排斥的问题。而这个办法背后的挑战也是巨大的。

要知道，人类身体中的各种功能细胞，从负责胰岛素分泌的贝塔细胞、看见世界的视网膜细胞到专门负责长发飘飘的生发细胞，虽然都是从一个受精卵分裂而来，携带着一模一样的遗传信息，但是不管从位置上还是从长相上都差异悬殊。而这种悬殊的差异背后是细胞内成千上万蛋白质分子的差异化功能，也意味着在任意两种细胞类型之间转换都是非常困难的。

不过随着人们对细胞分化过程和干细胞生物学的深入研究，在制造"自己家"胰腺的道路上也有了不少闪光的发现。咱们长话短说，就讲在这个方向上做出了重要贡献的一个人吧，道格拉斯·米尔顿（Douglas A Melton）。

米尔顿出生于1953年，早年专注于发育生物学研究。而当他的一双儿女被发现患有1型糖尿病后，他将全部精力投入到1型糖尿病，特别是如何制造贝塔细胞的研究中。2008年，他的实验室发现只需要操纵3个基因的表达，就可以在小鼠体内将胰腺腺泡细胞转化为胰岛贝塔细胞，架起了一座连接功能迥异的两个细胞类型之间的桥梁，也为治疗1型糖尿病提供了全新的思路。而在2014年，他的实验室成功地将人类体细胞"去分化"成为干细胞，再将它们在体外定向分化成为贝塔细胞。这使得在体外大规模的制造贝塔细胞成为可能，又一次开创了一条通往再造新胰腺的道路。

不管是移植一个好胰腺，还是制造一个新胰腺，都有希望成为糖尿病患者的重要治疗方案。但是喜欢寻根问底的读者，也许仍然会觉得不满足。

"我们记得你讲过，1 型糖尿病是一种自身免疫疾病，是因为免疫系统杀死了自己的贝塔细胞导致的，2 型糖尿病则是代谢疾病，是身体对胰岛素失去响应导致的。可是怎么感觉你讲到的所有方法，不管是胰岛素，还是利拉鲁肽 / 阿格列汀这些促进胰岛素分泌的药物，还是移植制造胰腺，都像是治标不治本、头痛医头脚痛医脚的办法？就没有办法真的让免疫系统不再攻击贝塔细胞么？就没有办法让机体恢复对胰岛素的响应么？"

不得不说，这都是人们孜孜以求，但却始终没有被完美解答的问题。

先说 1 型糖尿病吧。的确，这是一种自身免疫系统功能失调导致的疾病。与之相对应的，人们也发现如果用药物抑制患者的免疫系统，有时候确实能缓解糖尿病的症状。因此在理论上，人们也许可以开发出一种特异性的抑制免疫功能、使其不要再攻击贝塔细胞的药物，而这种药物却不会影响免疫系统的正常活动。

不过，对于身体的免疫系统的功能如何失调，又为何会专门挑贝塔细胞痛下杀手，我们所知仍然甚少。对于大家刨根问底的询问，我只能遗憾地说"不知道"。

更值得一说的是 2 型糖尿病。我们已经知道，2 型糖尿病的发病是因为机体（特别是肌肉、脂肪和肝脏细胞）对胰岛素失去响应导致的。在疾病的开端，我们的身体会补偿性地分泌更多的胰岛素以实现准确的血糖调节；而在缓慢的发病过程中，胰岛素难以越来越多地分泌，又或是胰岛素响应度的持续下降，最终打破了这个平衡，糖尿病由此产生。

也正因为这个机制，市场上现有的 2 型糖尿病药物多是在促进胰岛素分泌或增强胰岛素敏感性两点做文章。比如我们讲过的二甲双胍可以增加胰岛素的敏感性，而另一类主流药物磺脲类的主要作用是通过促进胰岛素分泌，等等。

但是和 1 型糖尿病类似的是，我们的的确确，并不完全了解为什么 2 型糖尿病患者的身体失去了对胰岛素的响应。我们甚至也不知道，这些临床上行之有效的药物，究竟是怎样改善症状的。

也正因为这许许多多个"不知道"，更有针对性的临床治疗和药物研发，可能仍旧处在炼金术时代。

也许，我们仍然需要等待类似于山羊豆能毒死牲畜这样的偶然提示，才找得到更好的救命药物。

或者，更有尊严地等待，其实是等待来自实验室的科学发现，等待那些探索未知奥秘的科学家们。在过去的一百多年里，胰腺的功能、胰岛素的发现、蛋白质测序、重组 DNA 技术、蛋白质结构晶体学……正是这些看似和糖尿病完全无关的科学进步最终将糖尿病关在了笼中，从一种可怕的绝症变成可控的慢性疾病。

我们因此也有理由相信，这些努力最终能解答关于我们身体的层层追问，让我们有可能用理性的光照亮黑暗中的病魔，将它们赶出我们赖以栖身的家园。

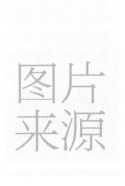

图片来源

第一章

图 1-1

https://sciencehealthfitness.files.
wordpress.com/2012/07/body-fat-
distribution-in-men-and-women.jpg

图 1-2

http://www.nature.com/nprot/journal/
v7/n4/images/nprot.2012.032-F1.
jpg

图 1-3

http://www.laskerfoundation.
org/media/filer_public/82/
b6/82b68546-b467-4410-a08c-
a91458740306/2010_b_coleman.
pdf

图 1-4

http://www.hhmi.org/sites/ default/
files/News/2009/ 2869197.jpg

图 1-5

http://centennial.rucares.org/
centennial/assets_public/
images/67_photo3.jpg

图 1-6

http://archive.gramene.org/

newsletters/ricegenomenewslet/
nl6p4fig1.jpeg

图 1-7

http://www.nature.com/nature/
journal/v372/n6505/abs/372425a0.
html, 图2

图 1-8

http://physrev.physiology.org/
content/93/1/1

◉ 格里高利・孟德尔与托马斯・摩尔根

https://en.wikipedia.org/wiki/Gregor_
Mendel#/media/File:Gregor_
Mendel_oval.jpg

（By Iltis, Hugo - [1], CC BY 4.0,
https://commons.wikimedia.org/w/
index.php?curid=33070385）

https://en.wikipedia.org/wiki/
Thomas_Hunt_Morgan#/media/
File:Thomas_Hunt_Morgan.jpg

（By Unknown - http://wwwihm.
nlm.nih.gov/, Public Domain, https://
commons.wikimedia.org/w/index.
php?curid=549067）

第二章

图 2-1

http://www.businessinsider.com/
world-health-organization-obesity-
maps-2015-1

图 2-2

http://i2.sinaimg.cn/dy/2016/0225/

U12776P1DT20160225092400.
jpg

图 2-3

https://coloursofhopefoundation.
files.wordpress.com/2013/09/
energy-balance2.jpg

图 2-4

http://www.niddk.nih.gov/health-
information/health-topics/weight-
control/bariatric-surgery-severe-
obesity/PublishingImages/
Diagram%20of%20Surgical%20
Options.jpg

图 2-5

http://joe.endocrinology-journals.
org/content/223/1/T63.full.pdf 的图 1

图 2-6

https://en.wikipedia.org/wiki/
Lorcaserin#/media/File:Lorcaserin.
svg

（By Radio89 – Own work, Public
Domain, https://commons.wikimedia.
org/w/index.php?curid=21387572）

https://commons.wikimedia.org/w/
index.php?curid=41012586

（By Vaccinationist – https://
pubchem.ncbi.nlm.nih.gov/
compound/11658860, CC BY-SA
4.0, https://commons.wikimedia.org/
w/index.php?curid=41012586）

图 2-7

https://en.wikipedia.org/wiki/Orlistat#/

media/File:Orlistat_structure.svg

（By Vaccinationist –Own work, Public
Domain, https://commons.wikimedia.
org/w/index.php?curid=41317563）

图 2-8

https://www.researchgate.net/
profile/Saverio_Cinti/publication/
7806496/ figure/fig5/AS:2777369
59561733@1443229059373/Fig-
5-Electron-microscopy-of-mouse-
brown-adipose-tissue-Note-the-
typical-mitochondria.png

图 2-9

http://img.tfd.com/mk/F/X2604-
F-05.png

图 2-10

http://www.nejm.org/na101/home/
literatum/publisher/mms/journals/
content/nejm/2009/nejm_2009.360.
issue-15/nejmoa0808718/
production/images/medium/
nejmoa0808718_f1.gif

◉ 美国肥胖分布地图（2006 年）（左）
与美国贫富分布地图（2006）（右）

http://asn-cdn-remembers.s3.
amazonaws.com/ee4ef03791da54e
b190be9c88676f0b3.jpg

◉ 赫伯特·博尔（左）与斯坦利·科恩（右）

http://lemelson.mit.edu/sites/
default/files/files/images/winner/
BoyerandCohen2.png

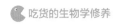
◉ 安进公司总部和安进公司的 logo

https://en.wikipedia.org/wiki/Amgen#/
media/File: Amgenheadquarters.jpg
（By Coolcaesar – Own work, CC
BY-SA 3.0, https://commons.
wikimedia.org/w/index.php?
curid=20182645

安进 logo:https://en.wikipedia.org/ wiki/
Amgen#/media/File: AMGenelogo.
jpg）

◉ 体重控制的负反馈循环

https://authoritynutrition.com/wp-
content/uploads/2013/02/leptin.jpg

◉ 屠呦呦与张昌绍

http://www.360doc.com/content/
15/1008/11/14512225_504124437.
shtml

http://image.sciencenet.cn/home/
10354 06667hx8h6j7a6xj6.jpg

◉ 中药生麻黄（左）和麻黄碱的化学结
构（右）

http://cdn.zhongyibaike.com/
image/%E9%BA%BB/post-
%E9%BA%BB %E9%BB
%84/%E7% 94%9F% E9%BA%BB
%E9%BB%84.jpg

https://upload.wikimedia.org/wikipedia/
commons/thumb/9/91/(-)-Ephedrin.
svg/201px-(-)-Ephedrin.svg.png

◉ 感冒药与冰毒

http://img5.iqilu.com/c/u/2014/
0108/1389160664729.jpg

◉ 营养物质的吸收利用

http://www.admani.com/Swine/
Images/Nutrient%20Utilization/
Fig%204%20Nutri%20Util.gif

◉ 罗氏公司总部和罗氏公司的 logo

https://en.wikipedia.org/wiki/
Hoffmann-La_Roche#/media/File:
Basel_-_Roche_Tower_-_19._
April_2015.jpg
（By Taxiarchos228 – Own work,
FAL, https://commons.wikimedia.
org/w/index.php?curid=39676407）

https://en.wikipedia.org/wiki/
Hoffmann-La_Roche#/media/
File:Hoffmann-La_Roche_logo.svg
（By F. Hoffmann-La Roche,
Ltd. – Roche Annual Report
2006Transferred from English
Wikipedia; en:File:Hoffmann-La-
Roche.svg, Public Domain, https://
commons.wikimedia.org/w/index.
php?curid=6803525）

第三章

图 3-1

http://sphweb.bumc.bu.edu/otlt/
MPH-Modules/PH/PH709_Heart/
Atherosclerosis-VesselHistology2.
jpg.png

图 3-2

https://upload.wikimedia.org/

wikipedia/ commons/8/8d/ Hyperlipidaemia_-_lipid_in_EDTA_tube.jpg

图 3-3

https://en.wikipedia.org/wiki/Cholesterol#/media/File:Cholesterol.svg

（By BorisTM – own work (ISIS/Draw 2.5 —> MS Paint —>Infan View), Public Domain,) https://commons.wikimedia.org/w/index.php?curid=645994

图 3-4

https://en.wikipedia.org/wiki/Matthias_Jakob_Schleiden#/media/File: PSM_V22_D156_Matthias_Jacob_Schleiden.jpg

（By Unknown – Popular Science Monthly Volume 22, Public Domain, https://commons.wikimedia.org/w/index.php?curid=11322826）

https://en.wikipedia.org/wiki/Theodor_Schwann#/media/File:Theodor_Schwann_Litho.jpg

（By Rudolph Hoffmann – Eigene sFotoeinerOriginallithographie der öNB (Wien), Public Domain, https://commons.wikimedia.org/w/index.php?curid=16647844）

图 3-5

https://en.wikipedia.org/wiki/Lipid_bilayer#/media/File:Annular_Gap_Junction_Vesicle.jpg

（By Sandraamurray – Own work, Public Domain, https://commons.wikimedia.org/w/index.php?curid=5514703）

图 3-6

https://en.wikipedia.org/wiki/Konrad_Emil_Bloch#/media/File:Konrad_Bloch.JPG

（By Peter Geymayer – Own work (Original text: EigenesFoto), Public Domain, https://commons.wikimedia.org/w/index.php?curid=9565023）

图 3-7

http://www.pnas.org/content/110/37/14829/F2.expansion.html

图 3-8

http://www.hindawi.com/journals/crit/2011/154908.fig.003.jpg

图 3-9

https://www.rpi.edu/dept/bcbp/molbiochem/MBWeb/mb2/part1/images/endocyt.gif

图 3-10

https://en.wikipedia.org/wiki/Akira_Endo_(biochemist)#/media/File:Jp_endo.jpg

图 3-11

http://www.nature.com/nm/ journal/v14/n10/images/nm1008-1050-F1.jpg

图 3-12

http://patentimages.storage.

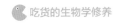
吃货的生物学修养

googleapis.com/EP0625208B1/
00040001.png

图 3-13

http://www.nature.com/polopoly_
fs/7.9893.1365506130!/image/
Hobbs-and-Cohen.jpg_gen/
derivatives/landscape_630/Hobbs-
and-Cohen.jpg

图 3-14

http://nfs.unipv.it/nfs/minf/dispense/
immunology/lectures/files/images/
intact_antibody.jpg

◉ 载脂蛋白图

http://www.scientificpsychic.com/
health/lipoproteins.gif

◉ 相关性和因果性的区别

http://a.files.bbci.co.uk/bam/live/
content/zt8fg82small

◉ 亚历山大·弗莱明

https://en.wikipedia.org/wiki/
Alexander_Fleming#/media/
File:Synthetic_Production_of_
Penicillin_TR1468.jpg

（By Official photographer – http://
media.iwm.org.uk/iwm/mediaLib//32/
media-32192/large.jpgThis is
photograph TR 1468 from the
collections of the Imperial War
Museums., Public Domain, https://
commons.wikimedia.org/w/index.
php?curid=24436974）

◉ 美国默克公司的 logo 和德国默克公司
的 logo

logohttps://en.wikipedia.org/wiki/
Merck_Group#/media/File:Merck-
KGaA-Logo-2015.svg
By Source, Fair use, https://en.
wikipedia.org/w/index.php? curid
=48247492

https://en.wikipedia.org/wiki/
Merck_%26_Co.#/media/
File:Merck_Logo.svg
By Source, Fair use, https://
en.wikipedia.org/w/index.
php?curid=32548622

◉ 肯尼迪总统为科尔西授奖

https://en.wikipedia.org/wiki/
Frances_ Oldham_Kelsey#/media/
File: Frances_ Oldham_Kelsey_
and_John_F._Kennedy.jpg

（By Unknown – http://ihm.nlm.nih.
gov/images/A18057http://lhncbc.
nlm.nih.gov/apdb/phsHistory/
resources/safe_klsy.html, Public
Domain, https://commons.wikimedia.
org/w/index.php?curid=6424741）

◉ 辉瑞公司总部和辉瑞公司的 logo

https://en.wikipedia.org/wiki/Pfizer#/
media/File:Pfizer.svg

（By Pfizer – slideshare.net/
iheartbrand1/pfizer-brand-
guidelines, Public Domain, https://
commons.wikimedia.org/w/index.

230

php?curid=38419934）

http://cdn3.benzinga.com/files/
imagecache/1024x768xUP/images/
story/2012/new_york_city_pfizer_
world_headquarters_02_0.jpg

⊙ 立普妥的"专利悬崖"

http://static.cdn- seekingalpha.
com/uploads/ 2013/6/ 12833651_
137184 00361465_ rld8.png

第四章

图 4-1

http://www.idf.org/sites/default/
files/number%20of%20cases%20
IDF%20region.JPG

图 4-2

https://en.wikipedia.org/wiki/
Glucose#/media/File:Alpha-D-
Glucopyranose.svg

（By NEUROtiker - Own
work, Public Domain, https://
commons.wikimedia.org/w/index.
php?curid=1787650）

图 4-3

http://www.salk.edu/insidesalk/
images/0312/0312-diabetes-cell3.
jpg

图 4-4

http://extension.illinois.edu/
diabetes2/images/levels.jpg

图 4-5

https://upload.wikimedia.org/

wikipedia/commons/e/e4/PEbers_
c41-bc.jpg

图 4-6

https://mum6kids.files.wordpress.
com/ 2011/06/skinny_diabetes.png

图 4-7

http://pic.baike.soso.com/
p/20140320/bki-20140320145910-
366166 588.jpg

图 4-8

http://livinghistory.med.utoronto.ca/
sites/default/files/laboratory.jpg

图 4-9

https://upload.wikimedia.org/wiki-
pedia/ commons/thumb/8/84/
Queen_Mum_ Flame_July_7_1989.
jpg/380px-Queen_ Mum_Flame_
July_7_1989.jpg

图 4-10

http://americanhistory.si.edu/sites/
default/files/blog_files/a/6a00e553
a80e108834019b006f886c970c-
800wi.jpg

图 4-11

http://vignette1.wikia.nocookie.net/
wikinote/images/9/95/486px-
Frederick_ Sanger2.jpg/revision/
latest?cb= 201401 25055941&path-
prefix=zh

图 4-12

http://www.diapedia.org/img_cache/
markdown_lightbox_4a6c4020f69d
03a72e5e3372aa3507a656822f9e-

e7bfa.png

图 4-13

http://www.biology.iupui.
edu/biocourses/Biol540/
images/3humulin.jpg

图 4-14

http://www.breakthroughthebook.
com/blog/wp-content/uploads/
2010/08/Elizabeth_young.jpg

图 4-15

http://lowres-picturecabinet.com.
s3-eu-west-1.amazonaws.com/38/
main/ 40/54746.jpg

图 4-16

https://en.wikipedia.org/wiki/
Metformin#/media/File:Galega_
officinalis1UME.jpg

（By Epibase –Own work, CC BY
3.0, https://commons.wikimedia.org/
w/index.php?curid= 5396096）

图 4-17

https://michaelhparker.files.
wordpress.com/2014/02/galegine-
metformin.png? w=300

图 4-18

https://upload.wikimedia.org/wiki
pedia/commons/e/ef/Ernest_
Starling.jpg

图 4-19

http://www.kepu.net.cn/gb/ydrhcz/
ydrhcz_zpzs/ydrh_201511/201511/
W020160105334734868948.jpg

图 4-20

https://upload.wikimedia.org/wiki
pedia/ commons/thumb/1/11/
Pankrea stransplantat_ex-situ_
Pr% C3%A4paration_mit_
Rekonstruktion_der_ Arterien_
und_ Verl%C3%A4ngerung_
der_ Pfortader.tif/lossy-page1-
230px-Pankreastransplantat_ex-
situ_Pr%C3%A4paration_mit_
Rekonstruktion_der_ Arterien_
und_Verl% C3%A4ngerung_ der_
Pfortader.tif.jpg

图 4-21

http://viacyte.com/wp-content/
uploads/in-the-news-vp-holding-
encaptra-device.jpg

◉ 奥斯卡·闵科夫斯基

https://en.wikipedia.org/wiki/Oskar_
Minkowski#/media/File:Minkowski.
JPG

（By Anonymous – Fischer I:
Biographi-schesLexikon der hervorr
agenden-Arzte der letztenfun
fzigJahre. T. 1. Monachium-Berlin:
Urban & Schwarzenberg, 1933.,
Public Domain, https:// commons.
wikimedia. org/w/index.php? curid=
4730645）

◉ 胰岛素的四位发现者

https://bantinghousenhsc.files.

wordpress.com/2015/12/poster.
png?w= 547

⊙ 礼来公司总部和礼来公司的 logo

https://en.wikipedia.org/wiki/Eli_Lilly_
and_Company#/media/File:2006_02
19FirstFUJIFOLDER0012.JPG
http://www.lillydiabetes.com/_
assets/img/logo_lilly_og_600x315.
png

⊙ 桑格测定的猪胰岛素全部氨基酸的排
列顺序

http://diabetesmanager.pbworks.
com/f/figure1a%20%26%20b.gif

⊙ 基因泰克公司总部和基因泰克公司的
logo

https://en.wikipedia.org/wiki/
Genentech#/media/File:Genentech.
svg

（By Genentech. Original uploader
was Gr1st at en.wikipedia‐Trans‐
ferred from en.wikipedia (Original
text: Genentech Annual Report
2006), Public Domain, https://
commons. wikimedia.org/w/index.
php?curid =6632291 ）

http://ww4.hdnux.com/photos/07/56/

05/2023759/15/920x920.jpg

⊙ 诺和诺德公司

http://image.baidu.com/search/detai
l?ct=503316480&z=0&ipn=d&word
=%E8%AF%BA%E5%92%8C%E8
%AF%BA%E5%BE%B7&step_wo
rd=&pn=93&spn=0&di=140402430
740&pi=&rn=1&tn=baiduimagedet
ail&is=&istype=2&ie=utf-8&oe=utf-
8&in=&cl=2&lm=-1&st= -1&cs=3
721933250%2C2979191797&os
=-1737344982%2C62835154&sim
id=0%2C0&adpicid=0&ln=1962&fr=
&fmq=1462242762433_R&fm=resu
lt&ic=0&s=undefined&se=&sme=&t
ab=0&width=&height=&face=undefi
ned&ist=&jit=&cg=&bdtype=0&oriqu
ery=&objurl=http%3A%2F%2Fphoto
cdn.sohu. com%2F20151122%2Flmg
427529257.jpg& fromurl=ippr_
z2C%24qAzdH3FAzdH3F65ss _
z%26e3Bf5i7_z%26e3Bv54AzdH3F
da8c88ddAzdH3Fg9d0cdldc8_z%2
6e3Bfip4s&gsm=3c&rpstart=0&rpn
um=0

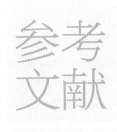

第一章

[1] INGALLS A M, DICKIE M M, SNELL G D. Obese, a new mutation in the house mouse[J]. Journal of Heredity, 1950, 41(12):317-318.

[2] HUMMEL K P, DICKIE M M, COLEMAN D L. Diabetes, a new mutaton in the mouse[J]. Science, 1966, 153(3740):1127-1128.

[3] COLEMAN D L, HUMMEL K P. Effects of parabiosis of normal with genetically diabetic mice[J]. American Journal of Physiology, 1969, 217(5):1298-1304.

[4] COLEMAN D L. Effects of parabiosis of obese with diabetes and normal mice[J]. Diabetologia, 1973, 9(4):294- 298.

[5] BAHARY N, LEIBEL R L, JOSEPH L, et al. Molecular mapping of the mouse db mutation[J]. Proceedings of the National Academy of Sciences of the United States of America, 1990, 87(21):8642- 8646.

[6] BAHARY N, ZORICH G, PACHTER JE, et al. Molecular genetic linkage maps of mouse chromosomes 4 and 6[J]. Genomics, 1991, 11(1):33-47.

[7] FRIEDMAN J M, LEIBEL R L, SIEGEL D S, et al. Molecular mapping of the mouse ob mutation[J]. Genomics, 1991, 11(4):1054-1062.

[8] ZHANG Y, et al. Positional cloning of the mouse obese gene and its human homologue[J]. Nature, 1994, 372(6505):425-432.

[9] TARTAGLIA L A, et al. Identification and expression cloning of a leptin receptor, OB-R[J]. Cell, 1995, 83(7):1263-1271.

[10] FRIEDMAN J M, HALAAS J L. Leptin and the regulation of body weight in mammals[J]. Nature, 1998, 395(6704):763-770.

[11] COLEMAN D L. A historical perspective on leptin[J]. Nature, 2010, Medicine 16(10):1097-1099.

[12] LOFFREDO FRANCESCO S, et al. Growth differentiation factor 11 is a circulating factor that reverses age-related cardiac hypertrophy[J]. Cell, 2013,153(4):828-839.

[13] FRIEDMAN J. 20 YEARS OF LEPTIN: Leptin at 20: an overview[J]. Journal of Endocrinology, 2014, 223(1):T1-T8.

[14] KATSIMPARDI L, et al. Vascular and neurogenic rejuvenation of the aging mouse brain by young systemic factors[J]. Science, 2014, 344(6184):630-634.

[15] LAVIANO A. Young blood[J]. New England Journal of Medicine, 2014, 371(6):573-575.

[16] KAISER J. 'Rejuvenating' protein doubted[J]. Science, 2015, 348(6237):849-849.

第二章

[17] COHEN S N, CHANG A C Y, BOYER H W, et al. Construction of biologically functional bacterial plasmids in vitro[J]. Proceedings of the National Academy of Sciences of the United States of America, 1973, 70(11):3240-3244.

[18] HOGAN S, et al. Studies on the antiobesity activity of tetrahydrolipstatin, a potent and selective inhibitor of pancreatic lipase[J]. International Journal of Obesity, 1987, 11(Suppl 3):35-42.

[19] WEINTRAUB M. Long-term weight control study: conclusions[J]. Clinical Pharmacology & Therapeutics, 1992, 51(5):642-646.

[20] BRAY G A. Amphetamine: the janus of treatment for obesity[J]. Obesity Research, 1994, 2(3):282-285.

[21] CAMPFIELD L A, SMITH F J, GUISEZ Y, et al. Recombinant mouse OB protein: evidence for a peripheral signal linking adiposity and central neural networks[J]. Science, 1995, 269(5223):546-549.

[22] HALAAS J L, et al. Weight-reducing effects of the plasma protein encoded by the obese gene[J]. Science, 1995, 269(5223):543-546.

[23] PELLEYMOUNTER M A, et al. Effects of the obese gene product on body weight regulation in ob/ob mice[J]. Science, 1995, 269(5223):540-543.

[24] STEPHENS T W, et al. The role of neuropeptide Y in the antiobesity action of the obese gene product[J]. Nature, 1995, 377(6549):530-532.

[25] MONTAGUE C T, et al. Congenital leptin deficiency is associated with severe early-onset obesity in humans[J]. Nature, 1997, 387(6636):903-908.

[26] FAROOQI I S, et al. Beneficial effects of leptin on obesity, T cell hyporesponsiveness, and neuroendocrine/metabolic dysfunction of human congenital

leptin deficiency[J]. The Journal of Clinical Investigation, 2002, 110(8):1093-1103.

[27] ORAL E A, et al. Leptin-replacement therapy for lipodystrophy [J]. New England Journal of Medicine, 2002, 346(8):570-578.

[28] VAN MARKEN LICHTENBELT W D, et al. Cold-activated brown adipose tissue in healthy men[J]. New England Journal of Medicine, 2009, 360(15):1500-1508.

[29] HILL J O, WYATT H R, PETERS J C. Energy balance and obesity[J]. Circulation, 2012, 126(1):126-132.

[30] COHEN S N. DNA cloning: a personal view after 40 years[J]. Proceedings of the National Academy of Sciences, 2013, 110(39):15521-15529.

[31] OGDEN C L, CARROLL M D, KIT B K, et al. Prevalence of childhood and adult obesity in the united states, 2011-2012[J]. JAMA, 2014, 311(8):806-814.

[32] BURKE L K, HEISLER L K. 5-hydroxytryptamine medications for the treatment of obesity[J]. Journal of Neuroendocrinology, 2015, 27(6):389-398.

[33] CYPESS AARON M, et al. Activation of human brown adipose tissue by a β 3-adrenergic receptor agonist[J]. Cell Metabolism, 2015, 21(1):33-38.

[34] KAHAN S, ZVENYACH T. Obesity as a disease: current policies and implications for the future[J]. Current Obesity Reports, 2016, 5(2):291-297.

第三章

[35] BLOCH K. The biological synthesis of cholesterol[J]. Science, 1965, 150(3692):19-28.

[36] BROWN M S, DANA S E, GOLDSTEIN J L. Regulation of 3-hydroxy-3-methylglutaryl coenzyme A reductase activity in human fibroblasts by lipoproteins[J]. Proceedings of the National Academy of Sciences, 1973, 70(7):2162-2166.

[37] GOLDSTEIN J L, BROWN M S. Familial hypercholesterolemia: identification of a defect in the regulation of 3-hydroxy-3-methylglutaryl coenzyme A reductase activity associated with overproduction of cholesterol[J]. Proceedings of the National Academy of Sciences, 1973, 70(10):2804-2808.

[38] BROWN M S, GOLDSTEIN J L. Familial hypercholesterolemia: Defective binding of lipoproteins to cultured fibroblasts associated with impaired regulation of 3-hydroxy-3-methylglutaryl coenzyme a reductase activity[J]. Proceedings of the National Academy of Sciences, 1974, 71(3):788-792.

[39] ENDO A, KURODA M, TANZAWA K. Competitive inhibition of 3-hydroxy-3-methylglutaryl coenzyme a reductase by ML-236A and ML-236B fungal metabolites, having hypocholesterolemic activity[J]. FEBS Letters, 1976, 72(2):323-326.

[40] ENDO A, KURODA M, TSUJITA Y. ML-236A, ML-236B, and ML-236C, new inhibitors of cholesterogenesis produced by Penicillium citrinium[J]. J Antibiot (Tokyo), 1976, 29(12):1346-1348.

[41] GOLDSTEIN L J, BROWN S M. The low-density lipoprotein pathway and its relation to atherosclerosis[J]. Annual Review of Biochemistry, 1977, 46(1):897-930.

[42] BROWN M S, FAUST J R, GOLDSTEIN J L, et al. Induction of 3-hydroxy-3-methylglutaryl coenzyme A reductase activity in human fibroblasts incubated with compactin (ML-236B), a competitive inhibitor of the reductase[J]. Journal of Biological Chemistry, 1978, 253(4):1121-1128.

[43] HOBBS H H, RUSSELL D W, BROWN M S, et al. The LDL receptor locus in familial hypercholesterolemia: mutational analysis of a membrane protein[J]. Annual Review of Genetics, 1990, 24(1):133-170.

[44] ABIFADEL M, et al. Mutations in PCSK9 cause autosomal dominant hyperchole sterolemia[J]. Nature Genetics, 2003, 34(2):154-156.

[45] MAXWELL K N, BRESLOW J L. Adenoviral-mediated expression of Pcsk9 in mice results in a low-density lipoprotein receptor knockout phenotype[J]. Proceedings of the National Academy of Sciences of the United States of America, 2004, 101(18):7100-7105.

[46] COHEN J, et al. Low LDL cholesterol in individuals of African descent resulting from frequent nonsense mutations in PCSK9[J]. Nature Genetics, 2005, 37(2):161-165.

[47] FOX K A, STEG P, EAGLE K A, et al. Decline in rates of death and heart failure in acute coronary

syndromes, 1999-2006[J]. JAMA, 2007, 297(17):1892-1900.

[48] STOSSEL T P. The Discovery of Statins[J]. Cell, 2008, 134(6):903-905.

[49] SCHEKMAN R. Discovery of the cellular and molecular basis of cholesterol control[J]. Proceedings of the National Academy of Sciences, 2013, 110(37):14833-14836.

[50] AJUFO E, RADER D J. Recent advances in the pharmacological management of hypercholes-terolaemia[J]. The Lancet Diabetes & Endocrinology, 2016, 4(5):436-446.

第四章

[51] OPIE E L. Pathological changes affecting the islands of Langerhans of the pancreas[J]. Journal of the Boston Society of Medical Sciences, 1900, 4(10):251-260.

[52] SANGER F, TUPPY H. The amino-acid sequence in the phenylalanyl chain of insulin. 1. The identification of lower peptides from partial hydrolysates[J]. Biochemical Journal, 1951, 49(4):463-481.

[53] SANGER F, TUPPY H. The amino-acid sequence in the phenylalanyl chain of insulin. 2. The investigation of peptides from enzymic hydrolysates[J]. Biochemical Journal, 1951, 49(4):481-490.

[54] SANGER F, THOMPSON E O P. The amino-acid sequence in the glycyl chain of insulin. 1. The identification of lower peptides from partial hydrolysates[J]. Biochemical Journal, 1953, 53(3):353-366.

[55] SANGER F, THOMPSON E O P. The amino-acid sequence in the glycyl chain of insulin. 2. The investigation of peptides from enzymic hydrolysates[J]. Biochemical Journal, 1953, 53(3):366-374.

[56] ROSENFELD L. Insulin: discovery and controversy[J]. Clinical Chemistry, 2002, 48(12):2270-2288.

[57] KATHRYN M K, GREG R. A history of diabetes: from antiquity to discovering insulin[J]. British Journal of Nursing, 2003, 12(18):1091-1095.

[58] BLISS M. Resurrections in Toronto: the emergence of insulin[J]. Hormone Research in Paediatrics, 2005, 64(suppl 2)(Suppl. 2):98-102.

[59] FENG J, et al. Discovery of alogliptin: a potent, selective,

bioavailable, and efficacious inhibitor of dipeptidyl peptidase IV[J]. Journal of Medicinal Chemistry, 2007, 50(10):2297-2300.

[60] HIMSWORTH H P. Diabetes mellitus: its differentiation into insulinsensitive and insulin-insensitive types[J]. Diabetic Medicine, 2011, 28(12): 1440-1444.

[61] KARAMITSOS D T. The story of insulin discovery[J]. Diabetes Research and Clinical Practice, 2011, 93:S2-S8.

[62] ROTH J, et al. Insulin's discovery: new insights on its ninetieth birthday[J]. Diabetes/Metabolism Research and Reviews, 2012, 28(4): 293-304.

[63] HIMSWORTH H P. Diabetes Mellitus: its differentiation into insulin sensitive and insulin-insensitive types[J]. International Journal of Epidemiology, 2013, 42(6):1594-1598.

[64] TUOMI T, et al. The many faces of diabetes: a disease with increasing heterogeneity[J]. The Lancet, 2014, 383(9922):1084-1094.

[65] ZIMMET P Z, MAGLIANO D J, HERMAN W H, et al. Diabetes: a 21st century challenge[J]. The Lancet Diabetes & Endocri nology, 2014, 2(1):56-64.

[66] AGULNICK A D, et al. Insulin-producing endocrine cells differentiated in vitro from human embryonic stem cells function in macroencapsulation devices in vivo[J]. Stem Cells Translational Medicine, 2015, 4(10):1214-1222.

[67] KARAMANOU M, PROTO-GEROU A, TSOUCALAS G, et al. Milestones in the history of diabetes mellitus: the main contributors[J]. World Journal of Diabetes, 2016, 7(1):1-7.

后　记

　　我相信每个人心里都有属于自己的英雄故事。从孙悟空和奥特曼，天山剑侠和郭靖黄蓉，到蝙蝠侠和美国队长，这些超级英雄构成了我们心中理想世界的一部分。而在我心里，科学家们就是这个真实世界里的超级英雄。他们手里没有金箍棒或者星形盾牌，在人类历史的绝大多数时候，他们能依靠的只有自己的头脑和一双手。他们的敌人不是妖魔鬼怪、外星侵略者或者野心家，而是人类面对未知世界的迷茫和恐惧，是人们脑海里的"自古以来"和"理当如此"。支持他们前进的，当然也有对这个世界和人类的责任感，但更多的可能还有对一切陌生事物的好奇心，和孩子在沙滩捡到贝壳、猎人在深山看见珍禽异兽的欣喜一般无二。而到最后的最后，这些真实世界的人类英雄所得到的最高奖赏，大约也不是财富权势或者万众欢呼。不管是过去、现在还是未来，总有这么一群人，来到人类温暖家园的蛮荒边界，义无反顾地走进暗夜沉沉的未知疆域。他们的足迹走到哪里，人类智慧的光就照到哪里。这点微弱的光，将注定会千年万年的闪耀下去，像狂涛暴雨里的小小灯塔，指引着他们的后辈们走向星辰大海。未来那个更大、更温暖、更光明的人类家园，就是献给这些人类英雄们的最高奖赏。

因此我的这本小书，有关疾病，有关科学，但更是写给我心中真正的人类英雄们。我想写写他们的好奇心，他们的灵光一闪，他们的艰苦努力，他们走过的弯路和最终的发现。当你们看完这本书的时候，亲爱的读者们，我也希望这些人类英雄的传说，带给你更多生活的勇气。

谢谢我两个可爱的女儿，洛薇和洛菲。其实从某种意义上，是你们的降生让我有诉说和书写的愿望。这本书的大多数文字都是在你们甜甜入睡的夜晚完成的。等你们长大了，希望你们也愿意继续听爸爸讲科学和科学家的故事。

谢谢我的豆子老婆和亲爱的爸爸妈妈。作为我文章的第一批读者，你们的鼓励夸奖和挑错是我最珍视的反馈。

谢谢在朋友圈、微信公众号（"以负墒为生"、"知识分子"等）和知乎专栏一直给我热情支持和建议的朋友们。我相信每个作者都有着和我一样的虚荣心：你们的点赞、转发和留言让我感觉站在一个小小舞台的中央，希望我的表演没有让你们失望。

谢谢宋成斌、王华、郝俊和罗岚的编辑和修改。谢谢七格、汤文昕和李可表妹的天才画笔。是你们把我一些零零散散的文字变成了一本精致的书。

谢谢所有读者，期待未来能继续写故事给你们。

作者

2016 年 7 月

编后记

　　最初想到策划这本书是因为看到作者的几篇连载，从字里行间，我察觉到作者一定是做过精密的科学研究，对文字又有很强的掌控力，而且……似乎他的创作效率极高。虽然那时我还不知道他会继续写多少、能写到什么深度，但我还是试着发了邮件，然后就一步一步走到了今天。

　　我记得当我从北京赶到杭州第一次见到他时，他的年轻很让我惊讶。之前我见过的作者中，年轻的科学家也有过不少，但像他这样充满活力、谈锋机敏、性格率真而又热心科学传播的似乎还没有碰到过。差不多20年前也有一位年轻的科学人和我偶然相识，很多方面都和作者很相似。大约几年前他功成名就，成了国家的院士，但对我来说，两者的差别仅在于后者并不热心于科学传播。

　　说到科学传播，我总会想到作者是2015年科学菠萝奖的获得者。这个奖项是果壳网设立的，是中国版的"搞笑诺贝尔"。当时作者的获奖项目是：章鱼胺决定饥饿后是否觅食。完整一点的表述是：如果敲除了果蝇的一种基因，使它无法合成章鱼胺，这种果蝇在饥饿时，就不会外出去觅食，而是在原地静静等待食物送上门来，直到饿死为止。同样的内容作者再讲一遍大约会换一种说法：当用一种方法阻断了章鱼胺这种物质的合成后，不会再去觅食的果蝇再也不会为三大终极问题"能吃吗、好吃吗、怎么吃"所困扰了，但对于简单粗暴送饭上门的行为，它依旧是坦然接受，而且饭量丝毫不减。

和作者接触多了，我发现他总能把复杂的科学道理轻松地转换到另一种方式讲述出来，而这恰恰是科学家做科学传播的特质。这种特质在他身上流露得很自然，似乎不需要艰苦的挣扎和凝思苦想的过程。这让我对他未来在科学传播上的贡献有极大的期待。其实，类似上面那个"果蝇如何找吃的"的思考并不是作者头脑中唯一有趣的问题。他还有很多更有趣的念头时常冒出来，他那高效的大脑中似乎总有些精灵古怪不断在发出好奇的提问。

科学有趣，但出版却很严谨。随着书的逐步成形，各种事情也不总是那么高效和顺利。在挑选书名和决定封面的时候，作者和我们一样拿不定主意。我知道，这个时候，快速决断并不总是最好的选择。好在我们都有耐心，在春天到夏天的那些日子里，哪怕是郊游时，我们大多也在琢磨和体会不同的书名和封面。这个阶段，这本书的团队贡献了很多好的建议，只是苦了作者，百忙之中还要多花时间去对比。好在他总能在最后时刻做出最恰当的选择。所以，要特别感谢郝俊、罗岚、王华，感谢参与过封面构思的设计者和排版员，每次他们的一点点建议，都刺激大家的每一根神经更活跃。如果没有了这些，这本书的出版恐怕还会拖很长时间。

宋成斌

2016 年 7 月